Gajanan Garode
Nitin Gulve
Amit Nehete

Acessório usado no alinhador

Gajanan Garode
Nitin Gulve
Amit Nehete

Acessório usado no alinhador

ScienciaScripts

Cover image: www.ingimage.com

This book is a translation from the original published under ISBN 978-620-7-64839-9.

Publisher:
Sciencia Scripts
is a trademark of
Dodo Books Indian Ocean Ltd. and OmniScriptum S.R.L publishing group

120 High Road, East Finchley, London, N2 9ED, United Kingdom
Str. Armeneasca 28/1, office 1, Chisinau MD-2012, Republic of Moldova, Europe
Printed at: see last page
ISBN: 978-620-7-78517-9

Índice

INTRODUÇÃO ... 2

HISTÓRIA ... 11

Configurações básicas de attachments em Ortodontia com alinhadores actuais ... 16

COLOCAÇÃO DE ACESSÓRIOS ... 29

BIOMECANISMO DO ALINHADOR ... 32

Revisão da literatura - ... 56

CONCLUSÃO ... 69

INTRODUÇÃO

Nos últimos anos, um número crescente de pacientes adultos tem procurado tratamento e expressado o desejo de alternativas estéticas e agradáveis aos aparelhos fixos tradicionais. Nos últimos 20 anos, o sector da ortodontia foi revolucionado pelos avanços tecnológicos. As imagens tridimensionais expandiram as capacidades de diagnóstico e de planeamento do tratamento, os scanners intra-orais oferecem agora uma alternativa às impressões tradicionais e os modelos digitais podem substituir os modelos de gesso, tanto para o planeamento do tratamento como para o fabrico de aparelhos. Combinados com a crescente procura de opções de tratamento estético por parte dos pacientes e também com o impulso para um tratamento personalizado, estes desenvolvimentos deram origem a uma variedade de sistemas de alinhadores transparentes que servem atualmente como alternativas aos sistemas tradicionais de brackets e arcos. Já em 1945, os ortodontistas perceberam que uma sequência de aparelhos plásticos amovíveis podia mover os dentes em direção a um resultado pré-determinado. As mudanças de paradigma na ortodontia chegaram com a introdução do Sistema Aligner. Este sistema permite que tanto o dentista como o paciente desenvolvam uma compreensão visível do movimento dentário ortodôntico. As vantagens estéticas e práticas do sistema alargaram os serviços de ortodontia a uma maior população.

Durante anos, o termo "ortodontia" evocou imagens de arames metálicos, brackets e cânticos de "cara de aparelho" na escola secundária, todos eles dissuasores eficazes do consultório do ortodontista. No entanto, a ortodontia é mais do que apenas aparelhos ortodônticos. A tendência no campo clínico tem mostrado uma mudança palpável dos aparelhos convencionais para tecnologias inovadoras como os alinhadores transparentes.

Antes de 1998, o tratamento ortodôntico com alinhadores transparentes destinava-se predominantemente a movimentos dentários muito ligeiros, normalmente no final do tratamento ortodôntico ou para tratar pequenas recidivas de alinhamento. Os alinhadores transparentes utilizam tecnologia 3D computorizada para visualizar e mover os dentes num modelo virtual. Esta tecnologia, juntamente com os avanços na impressão 3D e na eficiência de fabrico, permite que os alinhadores sejam produzidos em grande número e de forma atempada. Os casos iniciais eram de apinhamento ou espaçamento ligeiros que evoluíram para casos que necessitam de expansão e correção da má oclusão. Esta técnica de alinhadores transparentes está em constante evolução devido à investigação e desenvolvimento de materiais e técnicas de fabrico, auxiliares e programação informática do movimento

dentário.
Os alinhadores transparentes consistem numa série de aparelhos termoformados fabricados a partir de um material plástico transparente e fino (menos de 1 mm) formado com técnicas laboratoriais CAD-CAM. Estes alinhadores são semelhantes às talas que cobrem as coroas clínicas e a gengiva marginal. Cada alinhador é concebido para mover os dentes num máximo de cerca de 0,25 a 0,3 mm durante um período de 2 semanas, e é usado numa sequência específica. Atualmente, existem vários alinhadores transparentes recomendados para adultos e adolescentes com dentes permanentes totalmente erupcionados e que satisfaçam um padrão aceitável de colaboração. A excelente colaboração é obrigatória, uma vez que o aparelho tem de ser usado, no mínimo, 20 a 22 horas por dia.
Os alinhadores disponíveis atualmente são muito diferentes dos disponíveis anteriormente. Muitos tipos diferentes de alinhadores estão atualmente disponíveis em todo o mundo e são comercializados para tratar tudo, desde más oclusões ligeiras a mais complexas. Alguns dos alinhadores maioritariamente comercializados são Invisalign, Clearpath, ClearCorrect, SureSmile, kline, simpli-5, etc.

Nas últimas duas décadas, o campo da Ortodontia tem sido revolucionado por evidentes avanços tecnológicos. As capacidades de diagnóstico e de planeamento do tratamento foram expandidas pela imagiologia tridimensional, os scanners intra-orais são agora utilizados como alternativa às impressões tradicionais e os modelos de gesso foram substituídos por modelos digitais, tanto para o planeamento do tratamento como para o fabrico de aparelhos. Combinado com a enorme procura de opções de tratamento estético por parte dos pacientes e com o impulso para um tratamento personalizado, o sistema de alinhadores transparentes entrou em cena e atualmente serve como alternativa aos sistemas convencionais de brackets e arcos. Os alinhadores transparentes envolvem uma série de aparelhos termoformados feitos a partir de um material plástico transparente e fino (normalmente menos de 1 mm) formado com técnicas laboratoriais CAD-CAM (desenho assistido por computador e fabrico assistido por computador). Estes alinhadores são como as talas que cobrem as coroas clínicas e a gengiva marginal. Cada alinhador é concebido para mover os dentes num máximo de cerca de 0,25 a 0,3 mm durante um período de 2 semanas, e é usado numa sequência específica. Atualmente, existem vários alinhadores transparentes recomendados para adultos e adolescentes com dentes permanentes totalmente erupcionados e que satisfaçam um padrão aceitável de colaboração. A excelente colaboração é obrigatória, uma vez que o aparelho deve ser usado no mínimo 20 a 22 horas por dia.

A teoria de usar um alinhador para endireitar os dentes foi postulada pela primeira vez na década de 1940, quando Kesling produziu um aparelho de posicionamento dentário para refinar os estágios finais do tratamento ortodôntico (Kesling, 1946). Este posicionador era uma peça de borracha maleável fabricada a partir de um enceramento laboratorial dos dentes numa oclusão de classe I (Phan e Ling, 2007). Esse aparelho permitia a realização de pequenos movimentos dentários, mantendo o alinhamento dos demais dentes da arcada. O controlo dos dentes era difícil e só era possível a inclinação das coroas. Kesling previu que movimentos dentários mais ambiciosos poderiam ser realizados com uma série de alinhadores, embora reconhecesse as limitações da tecnologia disponível na época: "Movimentos dentários maiores poderiam ser realizados com uma série de posicionadores, alterando ligeiramente os dentes no set-up à medida que o tratamento progride. Atualmente, este tipo de tratamento não parece ser prático. No entanto, continua a ser uma possibilidade, e a técnica para a sua aplicação prática pode ser desenvolvida no futuro" (Kesling, 1946).
Trinta anos mais tarde, Ponitz (1971) introduziu um "aparelho de contenção invisível", que utilizava a ideia de Kesling de pré-posicionar os dentes num modelo de estudo mestre. Tal como o aparelho de Kesling, o "Invisible Retainer" só conseguia produzir pequenos movimentos dentários, obtendo novamente os seus resultados através da inclinação das coroas. No início dos anos 90, Sheridan descreveu uma técnica de utilização de alinhadores transparentes em conjunto com a redução interproximal dos dentes (Sheridan et al., 1993). O princípio de produzir pequenos movimentos dentários com alinhadores individuais não tinha mudado. Para cada movimento dentário era necessária uma nova "configuração Kesling" e, portanto, uma nova moldagem era efectuada em quase todas as consultas. Este processo exigia uma grande quantidade de tempo clínico e laboratorial
Em 1999, o sistema Invisalign® foi introduzido no mercado ortodôntico como um sistema de tratamento de más oclusões ligeiras, tais como pequenos apinhamentos e encerramento de espaços. O tratamento com alinhadores transparentes tem uma vantagem estética sobre o tratamento convencional com braquetes de arame.

Inicialmente, os alinhadores eram utilizados para movimentos dentários ortodônticos ligeiros a moderados. A evolução tecnológica dos materiais e das técnicas de produção dos alinhadores, nomeadamente a tecnologia 3D para planear os movimentos dentários e a incorporação de acessórios em compósito, permitiu melhorar o controlo da posição dos dentes nos três planos do espaço. Até então, os movimentos efectuados pelos alinhadores eram considerados difíceis ou mesmo impossíveis. No entanto, é reconhecido que muitos parâmetros influenciam as características biomecânicas dos alinhadores, tais como as propriedades do material, a espessura do material, a quantidade de ativação e a utilização de acessórios. Embora a multiplicidade de formas e tamanhos de attachments tenha aberto novas possibilidades no tratamento de rotações, como variações de inclinação vestibulolingual e reposicionamento vertical dos dentes. Nivelamento e alinhamento, intrusão de dentes anteriores e distalização de molares superiores podem ser realizados com o uso de alinhadores com alta previsibilidade, mas alguns outros movimentos dentários, como extrusão de dentes anteriores, correção de rotações severas, inclinação de dentes posteriores, formação de torque e fechamento de espaços maiores que 5 mm, dificilmente são alcançados com o uso de CATs (clear aligner treatment). Os attachments proporcionam retenção, mas também facilitam movimentos dentários complexos, como a translação. Atualmente, foi confirmado que a utilização de attachments é uma parte integrante e necessária dos CATs.

Atualmente, o tratamento ortodôntico utilizando a tecnologia de alinhadores é preferido ao sistema tradicional de brackets e fios devido ao seu apelo estético para os pacientes e ao seu relativo conforto. Foi demonstrado que os alinhadores são confortáveis e reduzem a dor facial, devido às cargas ortodônticas relativamente mais baixas exercidas sobre os dentes, em comparação com os aparelhos fixos tradicionais. Além disso, foi relatado que os alinhadores minimizam o trauma dentário, o risco microbiano e a reabsorção apical. Embora as tecnologias de alinhadores tenham melhorado significativamente, ainda existem limitações nos casos em que as correcções envolvem sistemas de forças complexos. O torque e a rotação dos dentes, bem como os movimentos corporais, ainda representam um desafio para a tecnologia de alinhadores. A introdução de attachments em compósito permitiu o controlo ativo do movimento dentário, permitindo a correção do apinhamento frontal e a realização de movimentos corporais. Para além do ponto de vista estético, tem um princípio muito simples, em que um alinhador feito com base numa dentição alvo ou prevista é apenas colocado na dentição do paciente.

Os primeiros acessórios eram acessórios convencionais, de forma elipsoide ou retangular. A forma elipsoide é considerada atualmente o acessório menos eficaz devido ao seu pequeno tamanho e à falta de uma superfície ativa definida. As dimensões do encaixe retangular convencional, a proeminência, o grau de biselamento e a posição no dente podem ser alterados de acordo com a preferência do clínico.

Os attachments têm sido utilizados para o controlo ativo da movimentação dentária. O tratamento com alinhadores é mais fácil do que a ortodontia com braquetes, em que é necessário um desenho adequado do aparelho para controlar o movimento dentário. Estes attachments variam de acordo com a forma e são colocados automaticamente pelo software quando é detectada uma determinada quantidade e tipo de movimento dentário planeado. Os attachments de rotação optimizada são colocados automaticamente nos caninos ou pré-molares quando é detectada uma rotação >/=50. A velocidade máxima de rotação é de 20 por fase. Os attachments de extrusão optimizados são aplicados em incisivos ou caninos quando o software detecta uma extrusão >/= 0,5 mm. A velocidade linear máxima é de 0,25 mm por fase. Uma vez que os materiais compostos de resina possuem boas propriedades estéticas, são amplamente utilizados na prática clínica de rotina. Para criar estes acessórios compostos, o tipo de resina composta utilizada deve cumprir requisitos específicos e pode ser relevante para garantir a validade destes elementos auxiliares. Uma vez que a resina composta dentária deve permanecer na cavidade oral do paciente durante todo o período de tratamento ortodôntico, a resina composta ideal deve preservar as suas características ao longo do tempo e, mais importante ainda, deve reproduzir a superfície ativa do acessório, uma vez que esta está relacionada com o sistema de forças fornecido pelo alinhador.

A importância da seleção do material nesta matéria é clara, embora apenas um pequeno número de investigações tenha investigado qual o tipo de resina composta mais adequado para esta aplicação clínica. Portanto, as propriedades dessas resinas compostas em termos de dimensões, microinfiltração e alterações de cor devem ser estudadas. A estabilidade dimensional dos materiais consiste em conhecer as alterações nos factores dimensionais, como o comprimento, a espessura e a largura. Depende da densidade, da carga de fibras, do teor de humidade total, das alterações de temperatura, etc. A microinfiltração pode ser definida como a passagem de bactérias, fluidos, moléculas ou iões entre a parede de uma cavidade e o material restaurador nela aplicado. Foram desenvolvidas várias técnicas laboratoriais para estudar a permeabilidade marginal na interface entre o dente e a restauração. A utilização de corantes orgânicos como marcadores é um dos métodos tradicionais de deteção de microinfiltração. Uma propriedade crucial dos materiais dentários estéticos é a sua estabilidade de cor a longo prazo. Estudos anteriores mostraram que as resinas compostas são susceptíveis à instabilidade da cor quando expostas a vários meios de coloração.

Nos alinhadores mais recentes, têm sido utilizados acessórios para o controlo ativo da movimentação dentária. O tratamento com alinhadores é mais fácil do que a ortodontia com braquetes de arame, em que é necessário um desenho adequado do aparelho para controlar o movimento dentário.

A medicina dentária digital chegou e abrange atualmente todos os domínios do tratamento dentário. Em particular, o tratamento ortodôntico alinhado digitalmente pode ser efectuado por ortodontistas ou dentistas gerais. Por causa das exigências estéticas dos pacientes, tornou-se popular em todo o mundo na terapia ortodôntica como uma alternativa estética aos aparelhos fixos labiais. O alinhador é altamente aceite pela maioria da população em tratamento, exceto pelos doentes com reacções alérgicas.

O estabelecimento dos alinhadores como uma modalidade de tratamento para a má oclusão foi possível com a introdução dos attachments colados, que melhoraram o controlo da orientação espacial da coroa, oferecendo muito mais possibilidades de tratamento em comparação com a introdução inicial dos alinhadores, quando o movimento dentário se limitava à inclinação e a pequenas derotações dos dentes anteriores.

A exatidão clínica do tratamento com alinhadores foi medida comparando o modelo virtual da dentição alvo com a dentição obtida após o tratamento. Kravitz et al. avaliaram a exatidão da expansão, constrição, intrusão, extrusão, ponta mesiodistal, ponta labiolingual e rotação dos dentes anteriores e relataram uma exatidão média de 41%.

Surgiram no mercado numerosas empresas de alinhadores com filosofias de tratamento semelhantes. Os materiais termoplásticos utilizados pelos fabricantes de alinhadores incluem atualmente o politereftalato de etileno modificado com glicol (PETG), o polipropileno, o policarbonato (PC), os poliuretanos termoplásticos (TPU), o acetato de etileno vinilo, etc. Os materiais devem ser transparentes, ter um baixo grau de dureza, boa elasticidade, elevada resiliência, ser biocompatíveis e eficazes em termos de correção das posições dentárias. Os aspectos mais importantes são o conforto e a estética.

Os materiais termoplásticos existentes no mercado têm características mecânicas muito diferentes. Um estudo de relaxamento de tensões de materiais de camada única com 0,75 mm de espessura, em que os ensaios mostraram que os materiais PETG conduziram a uma maior velocidade de relaxamento de tensões (62% em 24 h) em comparação com outros materiais. O material TPU começou com valores de tensão iniciais muito baixos.

O desempenho do alinhador é fortemente influenciado pela construção do material.

Nas primeiras horas de uso de um alinhador, 50% do valor de tensão inicial pode ser libertado. Após 24 horas, as cargas ortodônticas sobre o alinhador e as alterações de tensão influenciam o movimento dentário programado.

Embora as composições dos materiais dos alinhadores sejam diferentes, a espessura das placas varia entre 0,5 mm e 1,5 mm. A espessura do material pode afetar as propriedades biomecânicas associadas ao movimento dentário. Entre os diferentes materiais de alinhadores, os materiais espessos fornecem forças mais elevadas do que os feitos de materiais finos.

As técnicas de movimentação ortodôntica baseadas em alinhadores de plástico termoformado são populares atualmente, mas têm demonstrado limitações na configuração de sistemas de força complexos, tais como a extrusão dos incisivos centrais, a rotação e inclinação dos caninos, bem como o movimento dentário corporal.

Os attachments são transdutores de força que parecem melhorar a biomecânica dos alinhadores invisíveis. Essencialmente, os attachments são uma protrusão de material compósito polimerizado na superfície do dente, aplicados com o objetivo de melhorar a retenção do alinhador e obter movimentos ortodônticos anteriormente considerados críticos. São capazes de atingir estes objectivos através de uma melhoria do desajuste em pontos específicos, uma melhoria da área de contacto e uma melhor aplicação do sistema de forças.

Os attachments podem ter diferentes formas, concebidos para tarefas específicas e/ou movimentos dentários específicos. A literatura demonstrou que a combinação entre disposição, forma, tamanho e número de attachments pode influenciar grandemente a eficácia do tratamento ortodôntico. Neste contexto, uma melhor compreensão das forças e momentos gerados pelos diferentes acessórios e o conhecimento dos princípios da biomecânica são essenciais para a seleção de acessórios adequados e, em última análise, para melhorar a eficácia e eficiência do tratamento ortodôntico. O objetivo desta revisão sistemática é destacar as diferenças entre os casos ortodônticos tratados com e sem attachments e esclarecer qual é a melhor forma, tamanho, número e posição dos attachments para cada movimento ortodôntico específico.

Para proporcionar os movimentos dentários necessários para tratamentos ortodônticos mais complexos, existem attachments de compósito colocados nas superfícies de dentes específicos que ajudam a encaixar o alinhador de forma adequada para o posicionamento correto dos dentes, proporcionando uma maior retenção da área de superfície e ancorando determinados dentes. As resinas compostas utilizadas nos attachments têm excelentes propriedades estéticas, no entanto, a contração da polimerização que leva a microfissuras e alterações de cor devido a factores locais são alguns dos inconvenientes. É necessário ultrapassar estes inconvenientes e, para isso, é preciso conhecer as propriedades deste material, como a microinfiltração, a estabilidade dimensional, a estabilidade da cor, etc.

REFERÊNCIAS

1. Kesling HD. A filosofia do aparelho de posicionamento dentário. *Am J Orthod.1945;31:297-304.*
2. Nahoum H. O aparelho de contorno dentário formado por vácuo. *N Y State Dent J.* 1964; 30:385-390.
3. Ponitz RJ. Aparelhos de contenção invisíveis. *AmJOrthod.* 1971;59(3):266-272.
4. Apuzzo F, Perillo L, Carrico C, Castroflorio T, Grassia V, Lindauer S e Shroff B. Tratamento com alinhadores transparentes: diferentes perspetivas entre ortodontistas e dentistas gerais. Progresso em Ortodontia 2019; 20:10
5. Weir T. Alinhadores transparentes no tratamento ortodôntico. Australian Dental Journal 2017; 62:58)62
6. Zhou N, Guo J. Eficiência da expansão da arcada superior com o sistema Invisalign. Angle Orthod. 2020; 90:23)30.
7. Grunheida T, Loh C e Larson B. Qual a precisão do Invisalign em casos sem extração? As posições dentárias previstas são alcançadas? Angle Orthod. 2017; 87:809) 815.
8. Sandra Tai. Técnica do alinhador transparente. 1ª edição.EUA. Editora Quintessência.2018
9. Apuzzo F, Perillo L, Carrico C, Castroflorio T, Grassia V, Lindauer S e Shroff B. Tratamento com alinhadores transparentes: diferentes perspetivas entre ortodontistas e dentistas gerais. Progresso em Ortodontia 2019; 20:10
10. Weir T. Alinhadores transparentes no tratamento ortodôntico. Australian Dental Journal 2017; 62:58-62
11. Zhou N, Guo J. Eficiência da expansão da arcada superior com o sistema Invisalign. Angle Orthod. 2020; 90:23-30.
12. Grunheida T, Loh C e Larson B. Qual a precisão do Invisalign em casos sem extração? As posições dentárias previstas são alcançadas? Angle Orthod. 2017; 87:809- 815.
13. Sandra Tai. Clear aligner technique 1st edition.USA. Quintessence Publishing.2018

HISTÓRIA

Em 21 de julho de 1923, Remensyner introduziu o aparelho de massagem gengival FLEX-O-LITE, através do qual relatou pequenos movimentos dentários. O aparelho era * +, -, /0+1 23 -o-$ % semelhante à periodontite, mas Remensnyner observou um efeito secundário surpreendente no tratamento atual, em que se verificou que alguns dentes se moviam marginalmente.

Harvold Kesling foi um ortodontista americano que, em 1945, introduziu um aparelho de vulcanite 41 oner. Ele era absolutamente empregado na fase final de refinamento e acabamento do tratamento. Kesling descreveu pela primeira vez o movimento dos dentes através de um posicionador de dentes, que é comumente usado hoje para refinar a oclusão após o tratamento com aparelhos fixos. O posicionador era um aparelho de borracha maleável, fabricado em uma peça única, com base em modelos de cera idealizados para pacientes cujo tratamento básico estava completo. A vantagem prática do posicionador reside na sua capacidade de posicionar os dentes artisticamente e manter o alinhamento dos dentes obtido através do tratamento básico com aparelhos fixos convencionais. Vários movimentos dentários menores podem ser incorporados ao posicionador. Kesling previu que certos movimentos dentários maiores poderiam até ser realizados com uma série de posicionadores fabricados a partir de movimentos dentários seqüenciais no set-up, à medida que o tratamento progredia. Embora as folhas termoplásticas já fossem fabricadas em 1896, a termoformagem como processo não era conhecida até um pouco antes de 1950. Os acrílicos e o estireno foram desenvolvidos na década de 1930. Atualmente, as máquinas são altamente automatizadas e controladas com precisão por computadores. Quando uma folha termoplástica é aquecida a temperaturas entre 250° F e 450° F, dependendo do plástico, torna-se macia e pode ser moldada sobre uma superfície, quer mecanicamente, quer por pressão atmosférica. O método dá forma a um produto plástico aplicando pressão de ar ou vácuo a uma folha amolecida pelo calor. A moldagem por vácuo é a variedade mais simples da moldagem por pressão, uma vez que utiliza a pressão atmosférica. Quando o plástico é mantido sobre o molde e deixado arrefecer, o plástico mantém a forma e o estilo precisos do molde. Em 1959, um formador de vácuo de nível industrial, produzido pela The Tronomatic Machine Manufacturing Company de Nova Iorque, foi utilizado para fabricar aparelhos que poderiam ser utilizados para manter ou alterar contornos. O aparelho de contorno dentário foi fabricado utilizando um formador de vácuo de nível industrial e relatado por Nahoum em 1964. Nahoum publicou um artigo descrevendo o seu aparelho de contorno dentário formado por vácuo. Nahoum utilizou um sistema de vácuo de laboratório para fabricar aparelhos sobre um molde de estudo modificado que foram subsequentemente úteis no tratamento de más oclusões significativas. O aparelho de contorno dentário é formado pelo método de formação de drapejar, durante o qual o plástico aquecido é fixado e empurrado ou deixado drapejar sobre um molde de gesso. A folha é selada nos perímetros do molde e é aplicado vácuo, forçando a folha a adaptar-se à superfície do molde. Após a obtenção da pressão, um tanque auxiliar é evacuado antes do início do método. A bomba de ar é mantida ligada. A pressão negativa do ar cria uma excelente cobertura de plástico sobre o molde. Ele aplicou elásticos e utilizou sistemas de fixação que ainda hoje são usados no que é erroneamente considerado como um novo e revolucionário sistema de movimentação dentária Modlin, em 1974, relatou o realinhamento dos dentes usando aparelhos formados a vácuo. Ponitz (1971), McNamara et al (1985) descreveram a utilização e a eficácia de retentores invisíveis. Muitas variações do desenho inicial do fio foram feitas ao longo dos anos. O fio circunferencial foi utilizado pela primeira vez por Paul Ponitz em 1946. Combinações de fios de corpo, fios auxiliares e elásticos também têm sido utilizadas. O metacrilato de metila autopolimerizável foi usado clinicamente pela primeira vez por Pointz em 1952. O Sistema Essix foi descrito por Sheridan et al. para a fabricação de retentores em 1993. Sheridan popularizou o aparelho overlay "Raintree Essix" como retentor e aparelho ortodôntico. Sua técnica envolveu o emprego de redução interproximal dos dentes e alinhamento progressivo usando aparelhos Essix transparentes. Esse método requer a confeção de 5 modelos de reposição e, portanto, um novo conjunto de moldagens em quase todas as consultas, tornando a técnica excessivamente demorada. Sheridan et al (1994) descreveram métodos de movimentação dentária com o auxílio de furos e janelas. A tecnologia Essix permite uma gama de efeitos biomecânicos precisos sem alterações do molde, utilizando ajustes simples do lado da cadeira. Em vez de bloquear o espaço num molde, é cortada uma janela no aparelho Essix para a movimentação dentária. Sem raspar o gesso do molde, é colocada uma fenda geradora de força diretamente no aparelho, num determinado ponto. O movimento dentário menor ocorre quando há força e espaço adequados criados por esses divots e janelas. Mais tarde, em 1995, ele descreveu o método de termosselagem. O dilema de misturar flexibilidade anterior e estabilidade posterior num único aparelho foi resolvido pelo termosselamento. 6 um processo no qual duas folhas de plástico são unidas termicamente e um compósito rígido é colocado entre elas. Esta modificação permitiu que o Essix fosse utilizado como aparelho de quebra de hábito, aparelho de verticalização de molares, aparelho de estabilização posterior, mantenedor de espaço e plano de mordida. ESSIX é um acrónimo de S-& % Stabilising the & 2& & & &# &) o sistema ESSIX foi originalmente concebido para estabilizar os dentes da frente.

Rinchuse e Rinchuse descreveram a movimentação dentária ativa com a mesma em 1997, incorporando, juntamente com a placa Essix, molas de dedo para movimentação do canino ectópico. Eles demonstraram isso num caso de mordida cruzada anterior. Lindor e Schoff (1998), Hilliard (2000), Armbruster (2003), Giancotti (2004) et al e outros contribuíram para as possibilidades de tratamento com o Sistema Essix. Em 1998, o Invisalign foi criado por Zia Chishti e Kelsey Wirth, estudantes de pós-graduação em Stanford 7 # 89 % + Wirth tinha aparelhos tradicionais no liceu, o que não agradava a Chishti. Chishti tinha sido submetido a um tratamento com aparelhos tradicionais e estava a usar alinhadores de plástico como retentores. Ele notou que, se usasse o aparelho durante alguns dias, os seus dentes deslocavam-se ligeiramente: mas o aparelho de plástico rapidamente colocava os dentes na posição correcta. Em 1997, ele e Wirth aplicaram a computação gráfica 3D ao campo da ortodontia e criaram a Align Technologies e também o método Invisalign. Esta abordagem inovadora combina princípios ortodônticos com computador tridimensional e tecnologias de personalização em massa. Os aparelhos Invisalign foram disponibilizados pela primeira vez ao público em geral em maio de 2000 e revelaram-se extremamente populares entre os pacientes. Rapidamente começaram a aparecer produtos semelhantes no mercado, fabricados pela GAC, 3-M Unitek, Ormco, OrthoClear, entre outros. Estes alinhadores são construídos com base nas sugestões do dentista Dr. H.D. Kesling, que propôs pela primeira vez a alternativa de bandeja amovível aos aparelhos ortodônticos em 1945. Em 1998, a Align Technology recebeu a aprovação total da FDA para o Invisalign como um dispositivo médico de Classe II. A Align Technology continua a receber testes e aprovação da FDA para as modificações efectuadas nos anos seguintes. O conceito Clear Aligner e a marca de um sistema alternativo de aparelhos ortodônticos de baixo custo para ortodontistas e dentistas gerais foi introduzido por Tae Weon Kim (2004). O sistema utiliza ajuda digital combinada com manipulação manual para fabricar alinhadores. O 3D Ortholine foi estabelecido como um sistema que oferece terapia com alinhadores por Abouhassan (2006) e inculcou um sistema avançado de configurações virtuais e desenho de aparelhos, onde foi dada especial ênfase à divisão sequencial do movimento dentário para aumentar o conforto do paciente e aumentar o âmbito dos movimentos dentários com a terapia com alinhadores. Vaid e Abouhassan (2008) relataram relatórios clínicos e parâmetros tecnológicos do sistema, concebidos para produzir eficácia. Proffit, em 2007, descreveu um papel para a Terapia com Alinhadores no tratamento de más oclusões complexas com limitações em cenários específicos e previu um futuro para este método de tratamento. Namiranian (2008) estudou o efeito da espessura do alinhador na produção de tensão e concluiu que os alinhadores grossos e médios eram mais susceptíveis de proporcionar um movimento dentário eficaz em comparação com os alinhadores médios. ALINHADORES DE PRIMEIRA GERAÇÃO: Os primeiros estilos destes sistemas dependiam apenas do alinhador para obter os resultados desejados. Não eram incorporados quaisquer elementos auxiliares. No que diz respeito à inclinação vestibulolingual, contactos oclusais, relação oclusal e redução do overjet, os aparelhos fixos eram significativamente melhores e superiores aos alinhadores. ALINHADORES DE SEGUNDA GERAÇÃO: À medida que os sistemas de alinhadores se desenvolveram, os fabricantes começaram a encorajar o uso de acessórios para melhorar o movimento dentário. Os dentistas podiam solicitar a colocação de botões de compósito nos dentes e também podiam começar a utilizar elásticos intermaxilares. Os acessórios introduzidos nos alinhadores de segunda geração não conseguiram melhorar a precisão global. Incapacidade dos alinhadores para atingir completamente os movimentos dentários previstos. Esta versão dos alinhadores mostra um fraco controlo do movimento da coroa e da raiz, sendo necessário um sistema de alinhadores com um controlo mais preciso do movimento dentário. ALINHADORES DE TERCEIRA GERAÇÃO: Para melhorar os resultados e conseguir um melhor controlo dos movimentos dentários com os aparelhos alinhadores, foram feitas tentativas para alterar a forma como os alinhadores aplicam a força. Os attachments são colocados automaticamente pelo software onde são necessárias extrusões, desarranjos e movimentos radiculares. As indentações dentro dos alinhadores são fabricadas onde o torque da raiz é necessário. O operador pode também solicitar a colocação de attachments de não precisão nos dentes, sempre que considere que estes melhoram os movimentos efectuados.

REFERÊNCIAS:

1. Kesling HD. A filosofia do aparelho de posicionamento dentário. Am J Orthod 1945; 31:297-304.

2. Nahoum HI. O aparelho de contorno dentário formado a vácuo. N Y State Dent J 1964; 9:385-90.

3. Ponitz RJ. Aparelhos de contenção invisíveis. Am J Orthod 1971;59(3):266-72.

4. McNamara JA Jr, Kramer KL, Juenker JP. Aparelhos de contenção invisíveis. J Clin Orthod 1985; 19(8):570-8.

5. Sheridan JJ, LeDoux W, McMinn R. Retentores Essix: fabrico e supervisão para retenção permanente. J Clin Orthod 1993;27(1):37-45.

6. Rinchuse DJ, Rinchuse DJ. Movimentação dentária ativa com aparelhos baseados no Essix. J Clin Orthod 1997;31(2):109-12.

7 .Sheridan JJ, Ledoux W, McMinn R. Tecnologia Essix para o fabrico de pontes anteriores provisórias. J Clin Orthod 1994; 28(8):482-6.

8. Ballard R, Sheridan JJ. Descolagem do rotor de ar com a âncora anterior Essix. J Clin Orthod 1996; 30(7):371-3.

9. Rinchuse DJ, Rinchuse DJ. Movimentação dentária ativa com aparelhos baseados no Essix. J Clin Orthod 1997;31(2):109-12.

Configurações básicas de attachments em Ortodontia com alinhadores actuais

Na terapia tradicional com aparelho fixo, os ajustes no aparelho para a movimentação dentária são feitos em cada consulta para atingir o objetivo do tratamento. Cada decisão de tratamento tomada é baseada na resposta à movimentação dentária obtida pela modificação do aparelho na consulta anterior. Uma série de ajustes é feita em cada consulta até que a oclusão final seja alcançada. O Sistema Invisalign também segue este modelo: direcciona a aplicação de força nos dentes através de componentes intermediários - alinhadores e attachments. Um erro comum é assumir que os attachments funcionam como brackets e os alinhadores como o arco e que cada dente necessita de um attachment para que o alinhador o encaixe. Os dentes não necessitam de attachments para se moverem. No entanto, os attachments são necessários por várias razões. Certos tipos de movimentos dentários (por exemplo, intrusão) requerem ancoragem em diferentes partes da arcada dentária. Outros movimentos dentários, como a translação, podem necessitar de controlo radicular para manter as inclinações radiculares. Rotações em dentes com morfologia de coroa circular, como os pré-molares, podem requerer um encaixe adicional do alinhador através do uso de attachments para ajudar esses movimentos dentários a se expressarem completamente clinicamente.

Classificação:

(1) Acessórios convencionais

(2) Anexos optimizados.

TERMINOLOGIA:

Anexos

Um objeto adicionado à representação informática da geometria do dente que pode ou não ser adicionado ao dente real. Um attachment é facilmente identificado na apresentação do ClinCheck como um corpo geométrico vermelho que se encontra sobre uma ou mais superfícies do dente.

Existem 3 tipos de ligação:

- Real: a manifestação física de qualquer ligação ou a representação informática que se torna realidade.
- Virtual: uma forma que é formada num alinhador mas que não é subsequentemente reproduzida como uma entidade física colada num dente.

- Janela: Um acessório formado parcial ou totalmente à volta do dente para criar espaço para este se mover ou para o isolar dos movimentos de outros dentes.

Os acessórios de janela são sempre apresentados numa cor translúcida para que o dente subjacente também possa ser visto.

Base:
A parte de um acessório que penetra no dente na representação computorizada de um tratamento. É a geometria roxa translúcida que produz um perfil contínuo entre o dente e o acessório.

Cavidade:

A forma formada no alinhador por um acessório real ou virtual que está presente e é visível na representação informática.

Canal:
Um conduto que corre geralmente apicalmente desde o aspeto gengival de um acessório ou da sua cavidade até ao bordo gengival de um alinhador. É formado no alinhador através da colocação de um ou mais acessórios virtuais na gengiva do acessório real. É criado um canal para facilitar a colocação e remoção do aparelho, ou para beneficiar a interação da cavidade e do acessório.

Ligação dinâmica:
Um conceito em que o acessório virtual e consequentemente a sua cavidade diferem de uma forma pré-determinada do acessório real colado. O desajuste intencional criado entre o aparelho e o acessório associado gera forças e momentos para efetuar movimentos dentários que, de outra forma, poderiam ser problemáticos com os alinhadores.

Compromisso:
O grau de ligação e congruência da cavidade ou acasalamento. Pegada:
A área de contacto entre um dente e o acessório colado a ele.
Orientação:
O alinhamento dos eixos de um acessório em relação aos de outro objeto - normalmente o dente subjacente.

Posição:
É descrita em relação ao dente ou dentes subjacentes. Proeminência:
A distância projectada entre a geometria mais vestibular de um acessório e o ponto mais próximo do dente sobre o qual é colocado.

Preparação:

O momento de um evento durante um tratamento Invisalign. Tal como utilizado no contexto de attachments, é quando um attachment está presente ou visível num tratamento.

Anexo:

1. Trata-se de estruturas de compósito de fixação que são coladas aos dentes do paciente para ajudar a realizar os movimentos previamente planeados no software ClinCheck.
2. Podem ser "convencionais", com formas e tamanhos padronizados, ou optimizados, em que a forma e o tamanho são determinados pelo software com base em cada paciente e dente.
3. São colados durante todo o tratamento e serão removidos no final do mesmo.
4. Em 2013, a Align Technology desenvolveu as características de força inteligente para criar as forças ideais para mover os dentes de uma forma previsível.
5. Podem ser colocados-

A. Nos dentes, como acessórios optimizados

B. No alinhador, como pontos de pressão ou sulcos de energia

ANEXOS

A. ACESSÓRIOS CONVENCIONAIS

1. Os encaixes convencionais são encaixes passivos que aumentam o encaixe do alinhador no dente.
2. Funcionam como pegas para os alinhadores moverem os dentes.
3. Estes anexos podem ser colocados nos dentes por defeito através do software, por pedido escrito ao técnico do software ou através da função "arrastar e largar" dos controlos 3D.

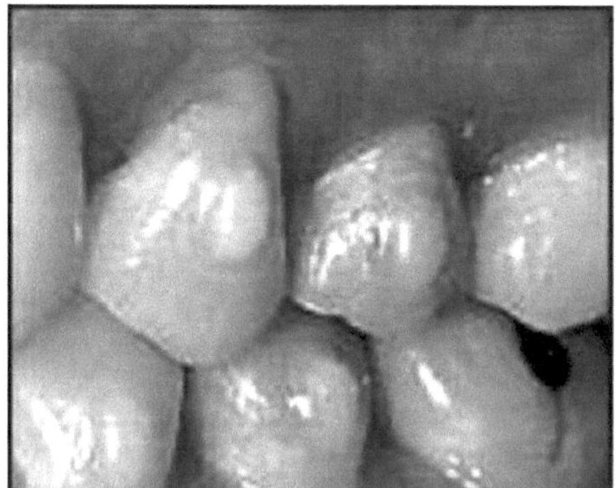
Fig. 1 ACOPLAMENTOS CONVENCIONAIS

- Existem três tipos de acessórios convencionais.

1. Fixações elipsoidais
2. Acessórios rectangulares
3. Acessórios biselados

1. Fixações elipsoidais

1. Os encaixes elipsóides são encaixes passivos que são utilizados principalmente para retenção ou ancoragem.
2. Utilizado quando a área da superfície do dente é limitada.
3. Ex: - a face vestibular dos incisivos laterais superiores ou a face lingual de um segundo molar inferior com inclinação lingual.

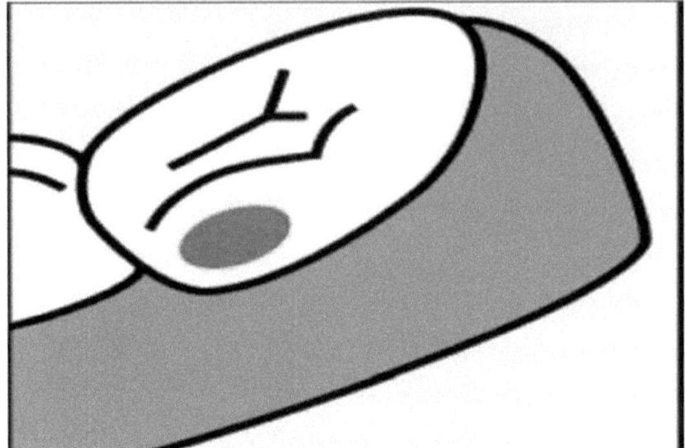

Fig. 2 Fixações elipsoidais

2. Acessórios rectangulares

Os acessórios rectangulares são acessórios passivos e podem ser verticais ou horizontais.

Fixações rectangulares verticais:
Os attachments rectangulares verticais são úteis para o controlo da raiz. Se houver uma ponta de raiz significativa para corrigir as inclinações da raiz nos incisivos inferiores, então deve ser colocado um acessório retangular vertical.

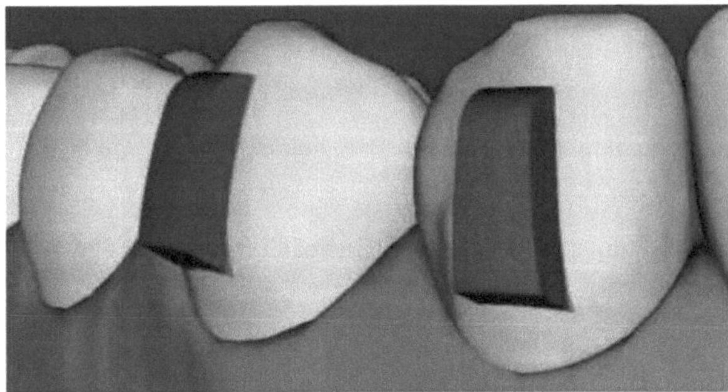

Fig 3- Fixações rectangulares verticais

CONTROLO VERTICAL

1. A tendência da ortodontia fixa convencional para aumentar a dimensão vertical, especialmente em pacientes com mordida aberta com altura facial anterior aumentada, tem sido estudada. O tratamento baseado em alinhadores provou ser uma alternativa eficaz para a correção da mordida aberta, com

resultados encorajadores. Um tratamento bem sucedido inclui frequentemente a soma de estratégias clínicas complementares, tais como o efeito combinado da rotação mandibular no sentido anti-horário, a intrusão posterior e a extrusão anterior.

2. Útil para o controlo das raízes

Fixações rectangulares horizontais:

Os encaixes rectangulares horizontais também podem ser utilizados para controlo radicular, particularmente na dimensão vestibulolingual para efetuar o torque radicular vestibular em molares. Podem também ser utilizados quando uma coroa clínica curta ou interferência oclusal não permite a colocação de um acessório retangular vertical.

Fixações rectangulares horizontais.

1. Utilizado para o controlo das raízes
2. Uma coroa clínica curta ou interferência oclusal
3. Não permite a colocação de uma fixação retangular vertical

FIG 4 - Aspeto clínico da fixação retangular horizontal

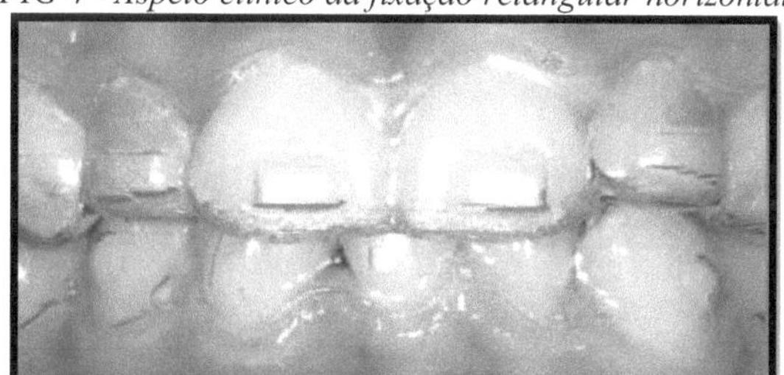

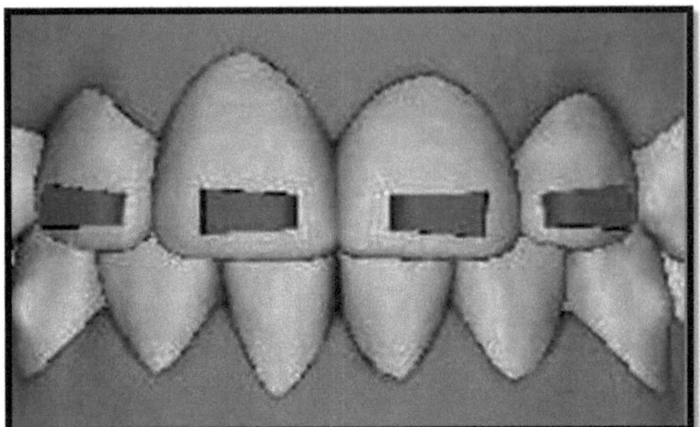

Fig 5- Fixação retangular horizontal

A evolução das fixações, derivada de uma melhor compreensão do efeito da geometria, da localização e do tamanho da estrutura composta, resultou numa gama diversificada de configurações com objectivos biomecânicos bem definidos.

3. acessórios biselados

1. As fixações verticais e horizontais também podem ser biseladas.
2. A superfície biselada é a superfície ativa.
3. O bisel proporciona uma superfície plana contra a qual o alinhador é pressionado para afetar o movimento dentário desejado.
4. Para movimentos dentários extrusivos em molares posteriores, um acessório horizontal que seja biselado na gengiva será eficaz. Para a intrusão, utilizar um acessório horizontal biselado na oclusão.

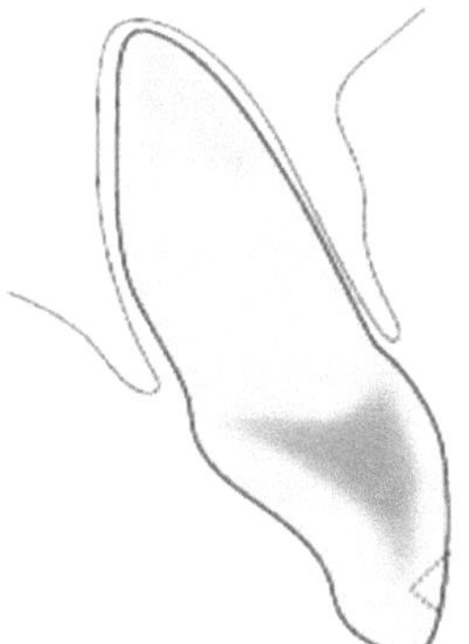

Fig. 6 - Fixações biseladas

B. ANEXOS OPTIMIZADOS

- Os acessórios optimizados são colocados automaticamente pelo software quando este detecta determinados limiares de movimento dentário.
- Todos os encaixes optimizados têm uma superfície ativa que varia em geometria com base na morfologia única de cada dente.
- O princípio básico dos encaixes, independentemente da forma e do tamanho, é o facto de proporcionarem um encaixe e um ponto de aplicação de força para o alinhador mover os dentes.

São concebidos: -

- ➢ para controlar o ponto de aplicação da força
- ➢ a direção da força
- ➢ a quantidade de força aplicada

que é personalizado para cada dente individual.

1. Todos os encaixes optimizados têm uma superfície ativa que varia em geometria com base na morfologia única de cada dente.
2. O alinhador é concebido com um ângulo mais agudo do que a superfície ativa do acessório, de modo a exercer uma força sobre a superfície ativa para mover o dente na direção desejada.
3. Por conseguinte, o tamanho do acessório no dente será diferente do tamanho

do espaço no alinhador para o acessório.

4. Por este motivo, se uma fixação optimizada tiver de ser substituída a meio do tratamento, o médico terá de utilizar a férula de fixação original ou encomendar uma férula de fixação de substituição para voltar a ligar a fixação.

Acessórios compostos

O conceito de attachments de compósito colado foi introduzido pela primeira vez por Martin Martz em 1988. Ele descreveu um aparelho removível de posicionamento dentário e propôs "botões" de compósito colado para fornecer ou aumentar os rebaixos que um alinhador poderia encaixar de modo a facilitar os movimentos dentários desejados. Os fabricantes de alinhadores transparentes adaptaram este conceito e sugerem acessórios colados para facilitar movimentos dentários difíceis.

A utilização de attachments é essencial para o sucesso do tratamento Invisalign. Uma vez que os attachments servem para a retenção e ajudam a obter movimentos dentários específicos, constituem uma parte essencial do tratamento com o sistema Invisalign.

Tabela -1 - Todos os acessórios optimizados têm uma superfície ativa que varia em geometria com base na morfologia única de cada dente.

Feature	Movement	Available on	Visual
Buccal Power Ridge	Lingual root torque	Upper and lower incisors	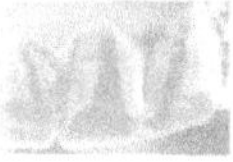
Buccal Power Ridge + Lingual Power Ridge	Lingual root torque and retraction	Upper incisors	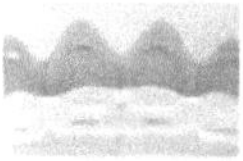
Optimized Rotation Attachment	Rotation	Upper and lower canines and premolars	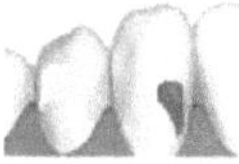
Optimized Extrusion Attachment	Extrusion	Upper and lower incisors and canines	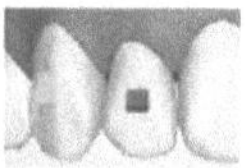
Multi tooth anterior extrusion	Extrusion	Upper incisors	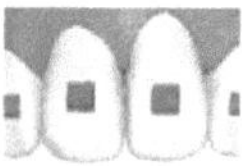
Optimized Root Control Attachment	Tipping	• Upper central and lateral incisors • Upper and lower canines and premolars	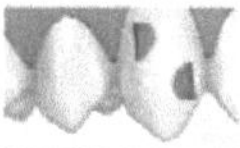
Optimized Multi-plane Movement features	Extrusion ± crown tipping ± rotation	Upper lateral incisors	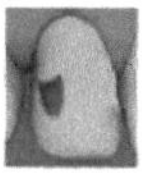 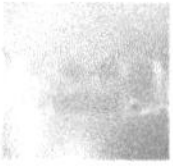

Tabela -2 Todos os acessórios optimizados têm uma superfície ativa que varia em geometria com base na morfologia única de cada dente.

Deep Bite Attachments		During anterior intrusion, Deep Bite Attachments are used for anchorage/retention or activated for premolar extrusion	Upper and lower premolars	
Pressure Areas		Anterior intrusion	Incisors and lower canines	
Precision Bite Ramps (are not SmartForce® features per se, but can be prescribed by the Provider, and are placed depending on compatibility with other features).		Disocclude the posterior teeth	Upper incisors	
Multi-Tooth Unit	**Optimized Retraction Attachment**	Canine retraction	Upper and lower canines	
	Optimized Anchorage Attachment	Posterior anchorage	Upper and lower second premolars and molars	Note: variation in type of attachment, or variation of attachment placement can occur for short crowns.

CONSIDERAÇÕES BIOMECÂNICAS

Extrusão: -

A magnitude e a direção do movimento dentário programado em cada alinhador afecta a capacidade do alinhador de se adaptar aos dentes. Estes movimentos são menos previsíveis com os alinhadores na ausência de tratamento auxiliar com elásticos verticais. Os attachments de compósito podem ajudar a criar um rebaixo artificial para permitir que o alinhador agarre melhor o dente. No entanto, se for criada uma interferência na superfície facial, o dente pode ser deslocado para lingual em resposta à força gerada pela flexão do alinhador.

Intrusão: -

São colocadas fixações para evitar a separação do alinhador dos dentes posteriores; o alinhador é capaz de exercer uma força vertical para intruir os incisivos.

A intrusão dos dentes posteriores representa um desafio biomecânico maior do que a intrusão dos dentes anteriores.

Rotação: -

A remoção de dentes cilíndricos também apresenta desafios biomecânicos devido à superfície interproximal mínima e aos rebaixos disponíveis ao longo do plano oclusal horizontal para o alinhador. A colocação de attachments vestibulares e linguais é projectada para criar pontos de compra do alinhador para um melhor acompanhamento durante o movimento dentário.

Tradução: -

A melhoria da translação radicular é uma terceira aplicação clínica dos attachments de compósito. Para alcançar a translação radicular e evitar a inclinação da raiz, a força ortodôntica deve ser gerada perto da área gengival do dente. Os attachments rectangulares podem ser utilizados nesta circunstância porque os lados do attachment criam uma superfície adicional de contacto com o alinhador perto do terço gengival.

REFERÊNCIAS

1.Sandra Tai. Técnica do alinhador transparente. 1ª edição. EUA. Quintessence Publishing. 2018.

2. Knopp P, Derakhshan. Anexos. In: Tuncay OC (ed.) O Sistema Invisalign, Quintessence Publishing, 2006. p. 77-90.

3. Kuo E, Duong T. Anexos Invisalign: Materiais. In: Tuncay OC (ed.) O Sistema Invisalign, Quintessence Publishing, 2006. p.91-98.

4. Cao H, Duong T. Aplicações da mecânica com Invisalign. In: Tuncay OC (ed.). O Sistema Invisalign, Quintessence Publishing, 2006. p.153-162.

5. Duong T, Trica R. Aplicação de força com invisalign. In: Tuncay OC (ed.). O Sistema Invisalign, Quintessence Publishing, 2006. p.207-214.

6. Rossinia G, Parrinia S; Eficiência dos alinhadores transparentes no controlo dos movimentos dentários ortodônticos; Angle orthod 2015;00

7. FrongiaG, Castroflorio T; Correção de rotações dentárias graves utilizando alinhadores transparentes; Aust Orthod 2012;28; 245-249

COLOCAÇÃO DE ANEXOS

- Verificar o ajuste do gabarito de fixação
- Isolar com o afastador de bochechas e preparar os dentes: aplicar o condicionador durante 30 s, lavar a superfície cuidadosamente e depois secar até a superfície dos dentes ficar completamente branca
- Utilizar o adesivo na superfície dos dentes e polimerizá-lo de acordo com as instruções do fabricante.
- Aplicar a composição de forma aproximada no modelo de anexo.

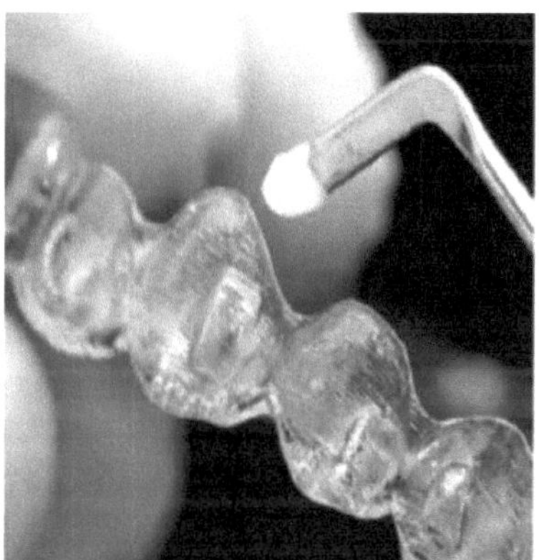
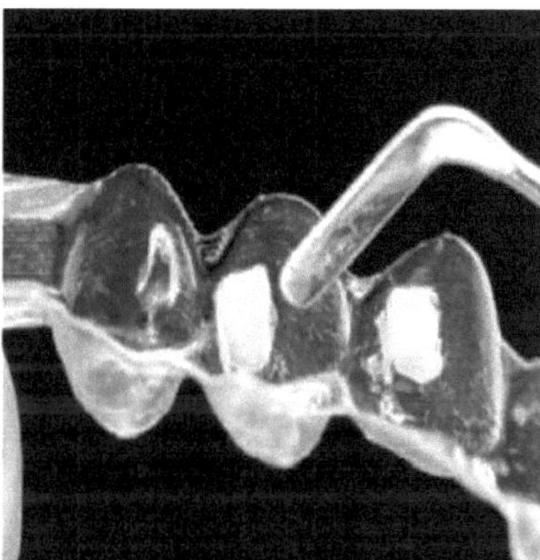

Fig 1- Aplicação do compósito no modelo de fixação.

- Colocar o modelo na boca e aplicar pressão durante a polimerização dos attachments.
- Retirar o modelo e remover o excesso de compósito com uma broca.
- Primeiro teste de ajuste do alinhador.
- O bisel ativo do acessório deve estar em contacto com o alinhador.
- Repetir o mesmo processo no outro arco.
- Mostrar ao paciente como inserir e remover o primeiro alinhador

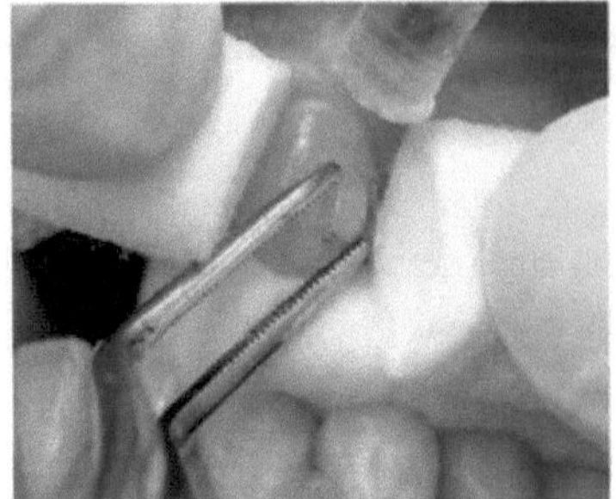
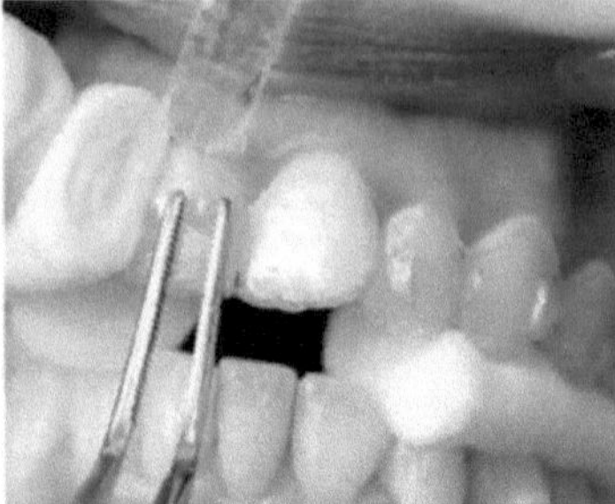

- **Fig 2** - Mostrar ao paciente como colocar e retirar o primeiro alinhador

REFERÊNCIAS

1.Cao H, Duong T. Aplicações da mecânica com Invisalign. In: Tuncay OC (ed.). O Sistema Invisalign, Quintessence Publishing, 2006. p.153-162.

2. Duong T, Trica R. Aplicação de força com invisalign. In: Tuncay OC (ed.).

O sistema Invisalign, Quintessence publishing ,2006. p.207-214.

3. Rossinia G, Parrinia S; Eficiência dos alinhadores transparentes no controlo dos movimentos dentários ortodônticos; Angle orthod 2015;00

4. FrongiaG, Castroflorio T; Correção de rotações dentárias graves utilizando alinhador transparente; Aust Orthod 2012;28; 245-249

BIOMECANISMO DO ALINHADOR

Uma solução para a deslocação do alinhador é o desenho e a colocação correcta dos encaixes. Os attachments podem ser utilizados para a retenção do alinhador, bem como para melhorar ou facilitar movimentos dentários específicos. A Figura -42 ilustra a evolução dos attachments utilizados para ajudar a eliminar este problema.

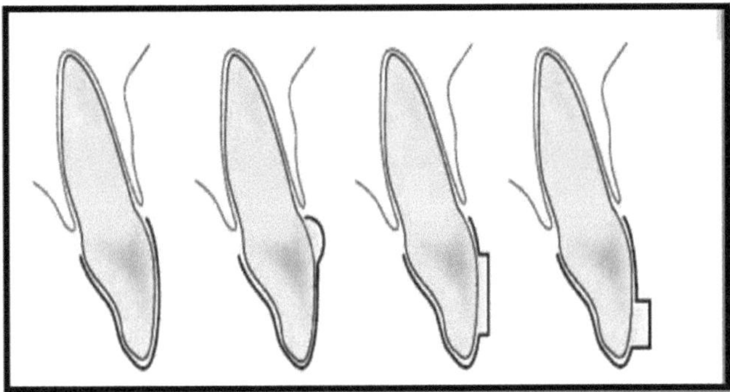

Figura -1 A evolução dos anexos

A chave é fornecer uma saliência para o alinhador agarrar, que seja perpendicular à direção da deslocação e de tamanho suficiente para fornecer uma área de superfície suficiente para compensar a força aplicada. Outra regra simples é colocar o acessório suficientemente longe da margem gengival para que o alinhador não se espalhe ou estique e escorregue do acessório. Este é um conceito importante porque, ao longo do tempo, os alinhadores tendem a "relaxar" - isto é, exercem menos força, pelo que o efeito secundário observado clinicamente é que o terço gengival tende a tornar-se menos retentivo. Isto contrasta com as conclusões de Jones et al. baseadas em resultados laboratoriais com alinhadores fabricados no consultório, cujas propriedades não foram afectadas pelo ambiente oral.

Movimentos que são denominados "movimentos difíceis" requerem uma abordagem mais sofisticada para o design de attachments do que era usado no passado. Reconhecendo a limitação dos alinhadores e attachments para realizar certos movimentos dentários, os engenheiros da Align Technology iniciaram esforços para conceber um melhor sistema de alinhador/attachment e, para o fazer, desenvolveram o Laboratório Virtual Invisalign, que é uma série sofisticada de ferramentas de software que lhes permite avaliar a resposta clínica esperada para vários designs e colocações de attachments.

A abordagem, baseada nos princípios da biomecânica, é composta por três partes: modelação virtual, testes in vitro e avaliação clínica dos desenhos resultantes. Utilizando esta abordagem, a probabilidade de realizar o movimento é muito maior. A modelação virtual é utilizada em primeiro lugar para testar uma miríade de soluções possíveis e identificar as que produzem o sistema de forças pretendido. Estes modelos podem incluir alterações na forma de fixação, bem como variações na geometria do próprio alinhador.

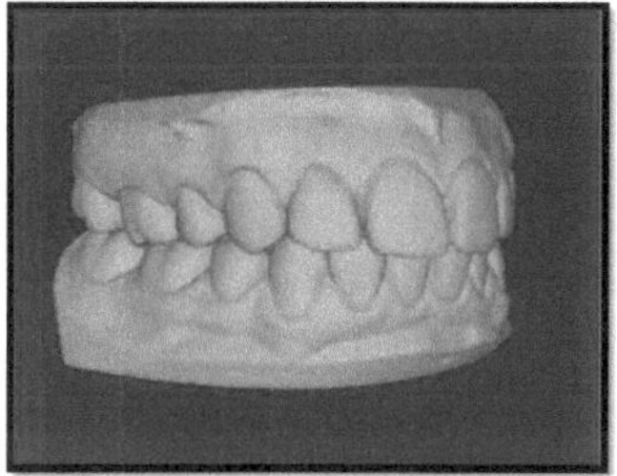

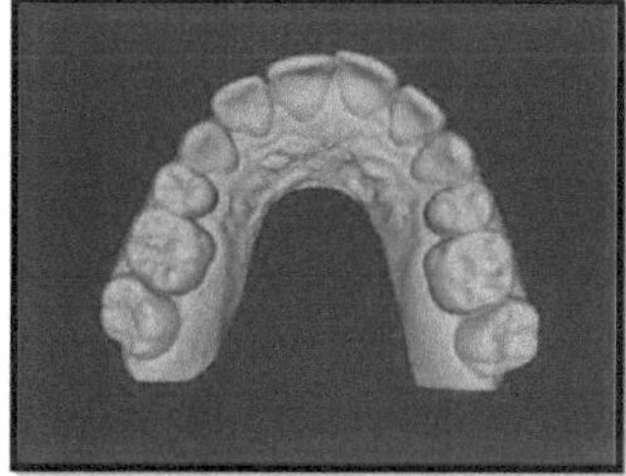

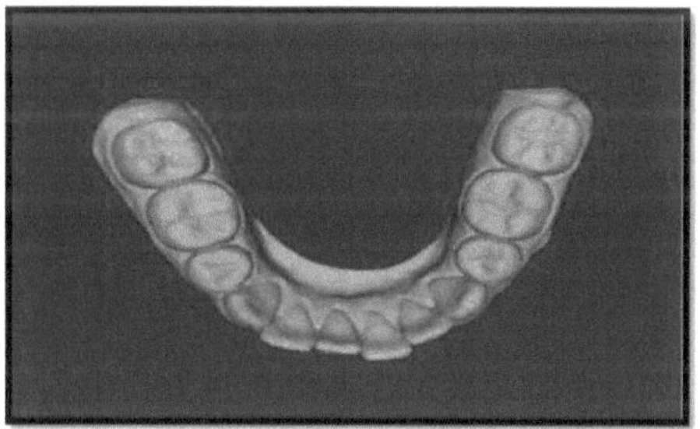

Figura -2 AC, Modelos virtuais gerados a partir de tomografia computorizada de impressões PVS.

Depois de considerar possíveis desenhos, estes são então fabricados e os sistemas de força são medidos utilizando equipamento de laboratório especificamente concebido para medir sistemas de força de combinações de alinhadores/ligações. Os desenhos bem sucedidos são então levados para testes clínicos. Na altura desta impressão, estão disponíveis para tratamento clínico attachments para realizar a extrusão dos dentes anteriores e rotações dos caninos.

Cada acessório é agora concebido à medida para um movimento específico num dente específico de cada paciente individual e, pela primeira vez com esta técnica, é um tratamento verdadeiramente específico para cada paciente. É de notar que, para além das direcções específicas de aplicação de força, a quantidade de força é controlada pela "pré-ativação" da interface alinhador-implante. (Figura 2)

À medida que os ensaios clínicos progridem e podem ser feitas comparações entre as experiências virtuais e os resultados clínicos reais, o desenho e a colocação dos attachments tornar-se-ão mais refinados. Até termos esses resultados, a revisão que se segue dará ao leitor uma boa compreensão da dinâmica da conceção e colocação de attachments.

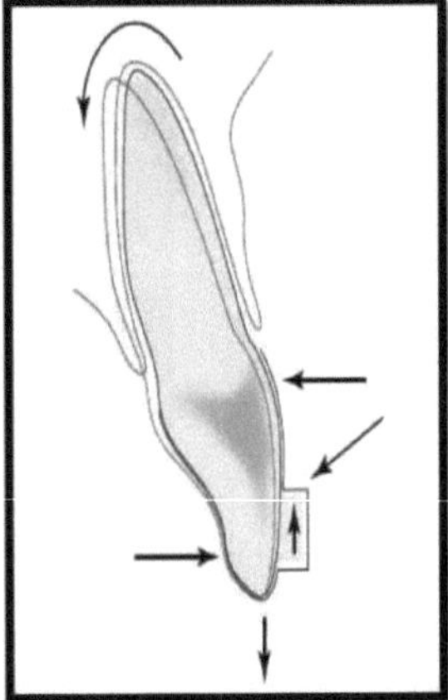

Figura -3 Fixação retangular horizontal

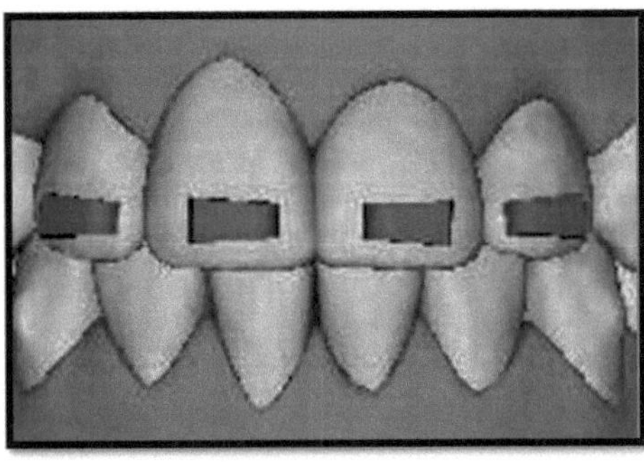

Figura -4 Fixação retangular horizontal como visualizada no ClinCheck.

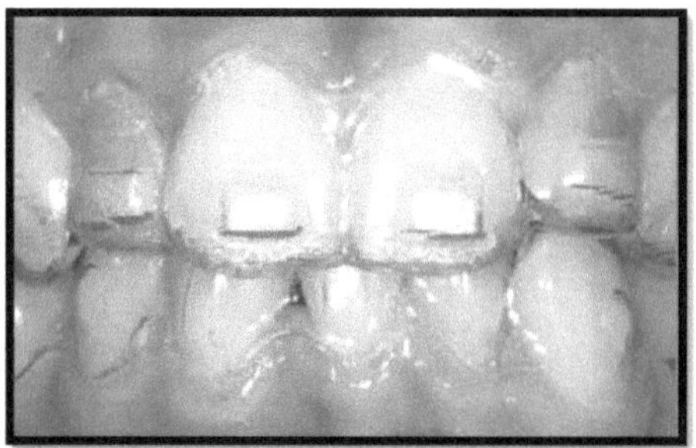

Figura- 5 Aspeto clínico da fixação retangular horizontal.

A Invisalign inovou com os acessórios Smart Force que têm acessórios de rotação optimizados, acessórios de extrusão, acessórios de controlo da raiz, acessórios de mordida profunda e acessórios de ancoragem.

CONTROLO DO BINÁRIO

Uma força líquida de 40 *g* (força de nível de base de um alinhador após 48 horas) destinada a mover o dente lingualmente exigiria um momento de 320 a 400 *g-mm* (relação M/F 810) para o movimento corporal ou superior a 400 *gm* (relação F/M inferior a 10) para o movimento lingual da raiz (Figuras -6)

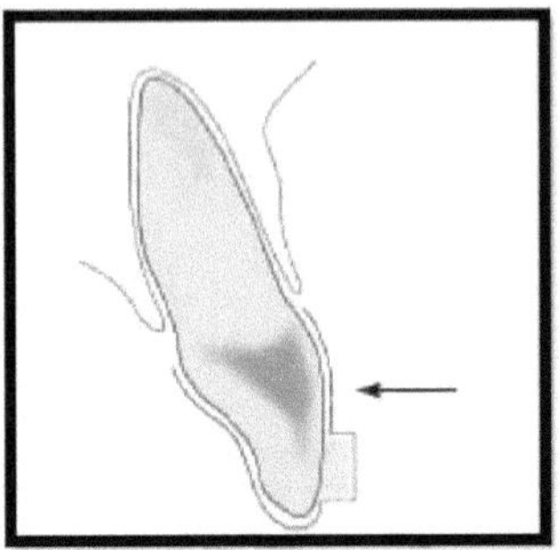

Figure -6 Force applied by aligner on facial surface

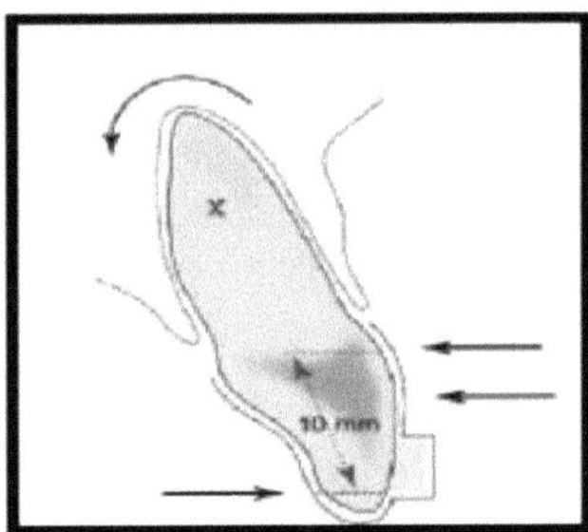

Figure -7 Force–moment diagram with attachment in incisal surface

A conceção ou colocação incorrecta do acessório permite a aplicação de apenas 280 *g-mm de* momento em conjunto com 40 *g de* força, resultando numa inclinação lingual controlada da coroa (Figura -7).

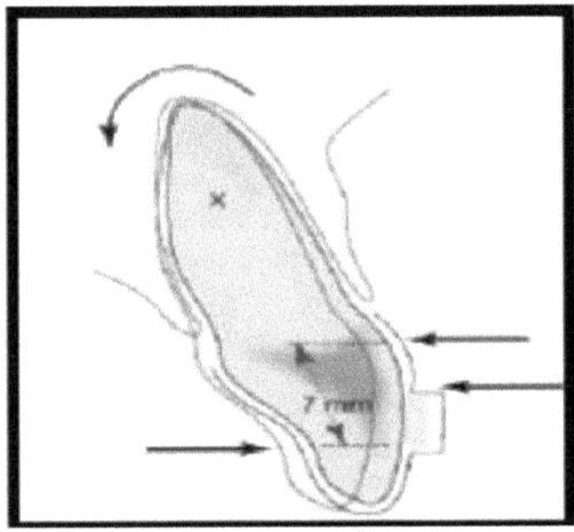

Figura -8 Diagrama força-momento com fixação no terço médio do dente.

Deve-se ter em mente que o alinhador fornece o mesmo nível de força para o lado norte dos dentes, mesmo que as forças estejam em direções opostas. Isso significa que, na ausência de espaços para fechar, assim como nos aparelhos fixos, deve haver algum sistema de força externo, como os elásticos interarcos, para fornecer uma força distalizante líquida nos dentes anteriores superiores para produzir o movimento lingual da raiz. Existe um problema inerente aos attachments rectangulares, porque é difícil para o paciente inserir e remover os alinhadores. Se o acessório e o alinhador não estiverem completamente acoplados, o resultado é um sistema de força indesejado e movimentos dentários imprevisíveis (Fig. 8 e 9).

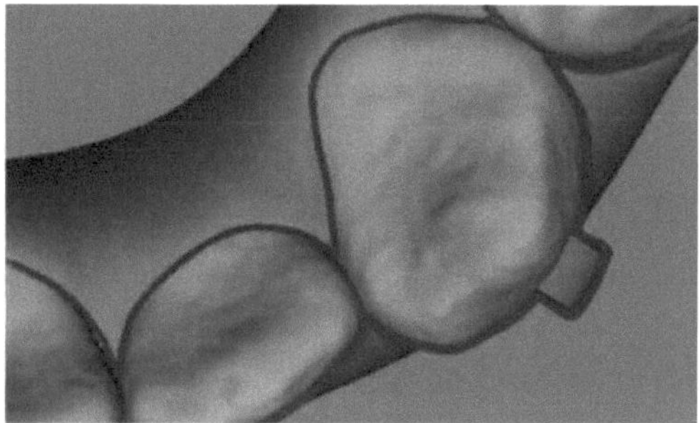

FIGURA -9 Alinhador e acessório retangular devidamente acoplados

Figura -10 Alinhador e fixação retangular indevidamente acoplados.

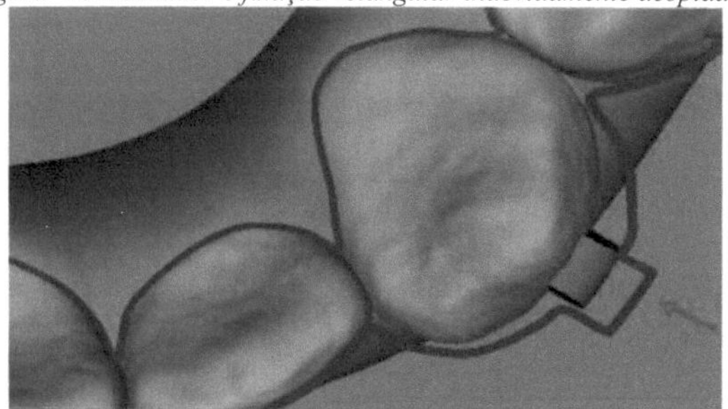

O acessório biselado pode ser utilizado em várias orientações, bastando que o técnico rode o acessório de forma diferente. Existem teorias que defendem que rodar o bisel em direcções específicas irá melhorar movimentos específicos.

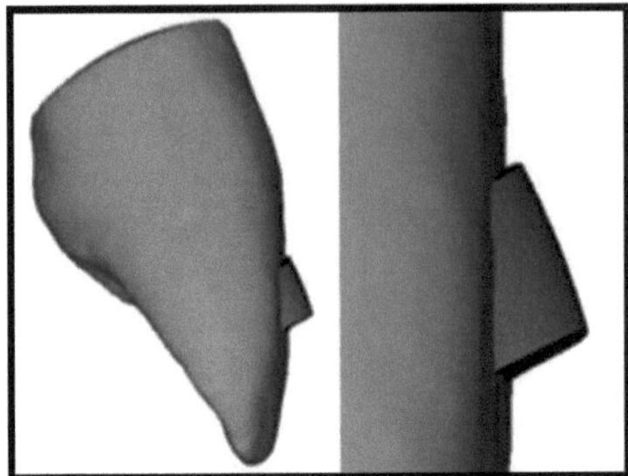

Figura -11 A, Fixação gengival biselada. B, Grande plano do acessório biselado na gengiva.

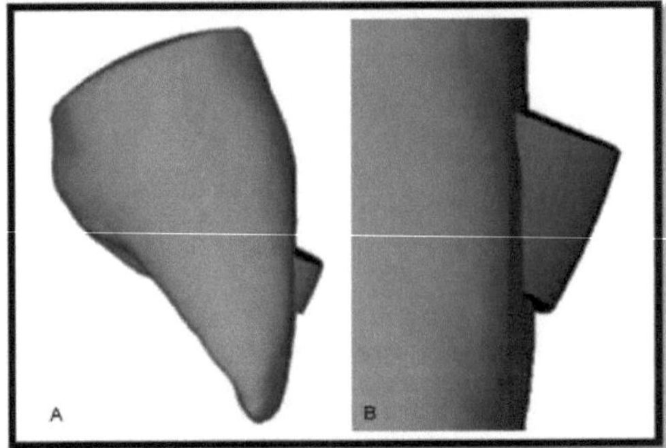

Figura -12 A, Fixação biselada oclusal. B, Grande plano do acessório biselado oclusal.

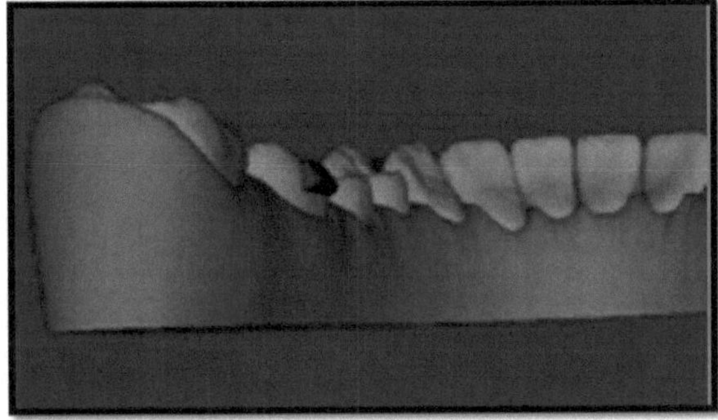

Figura -13 Fixação biselada na lingual do primeiro molar inferior.

Os acessórios podem ser utilizados em qualquer local que melhore a retenção ou o movimento. Uma alternativa aos attachments que ajudam a facilitar o controlo do torque é o power ridge. As cristas motoras são corrugações projectadas colocadas em locais específicos para melhorar o rebaixo perto da margem gengival dos dentes submetidos a movimentos de torção. As cristas funcionam de duas formas. A primeira é endurecer o terço gengival do alinhador para o tornar mais resistente. A outra é fornecer força adicional o mais próximo possível da margem gengival para aumentar o braço de momento efetivo do alinhador. A vantagem óbvia dos power ridges é que os attachments não precisam de ser colocados ou removidos, e são esteticamente mais aceitáveis para o paciente (Figura -13)

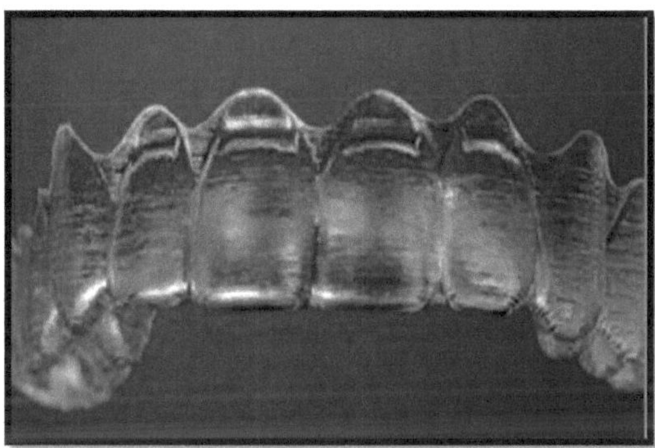

Figura -14 Cumes de potência.

PARALELISMO DE RAIZ

Outro aspeto da biomecânica, especialmente pertinente para o tratamento de extracções, é o controlo da inclinação para conseguir o paralelismo radicular. Quando uma força é aplicada na tentativa de mover um canino para distal, o dente irá girar em torno do centro de resistência.

Seria necessário um momento suficiente para se opor ao movimento de inclinação. Esta é uma área mais problemática porque num movimento mesiodistal típico, como num cenário de extração, o alinhador entra em contacto com o dente numa superfície que é paralela à direção da força. O resultado é que existe pouco, ou nenhum, braço de momento criado sem a utilização de acessórios substanciais.

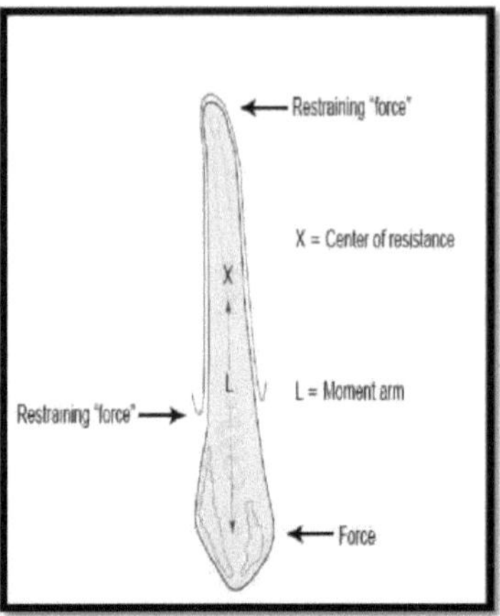

Figura -15 Efeito da aplicação de força contra a mesial do canino superior.

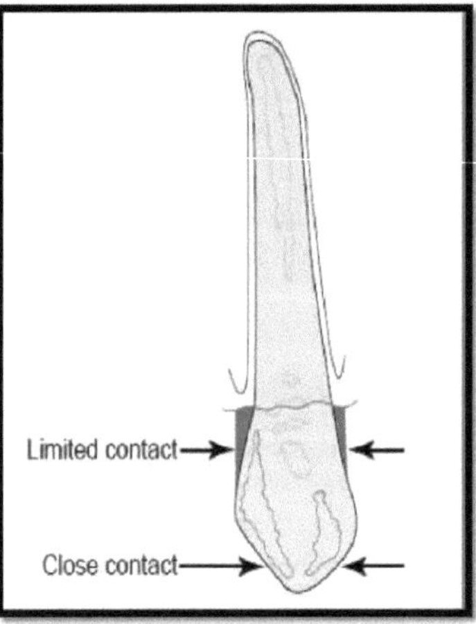

Figura -16 Diagrama do contacto do alinhador com o canino superior.

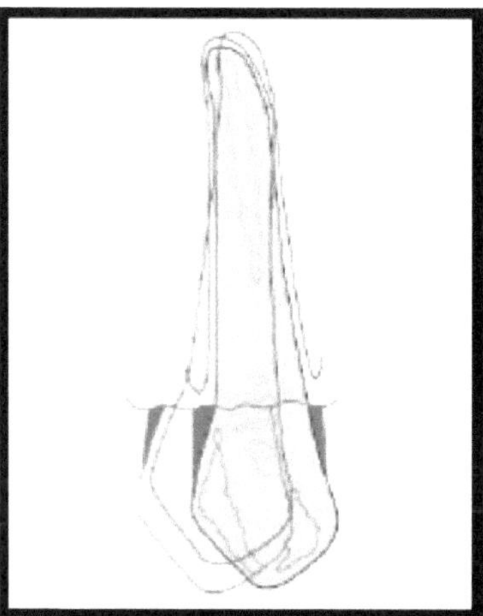

Figura -17 Movimento controlado do canino superior com fixação vertical.

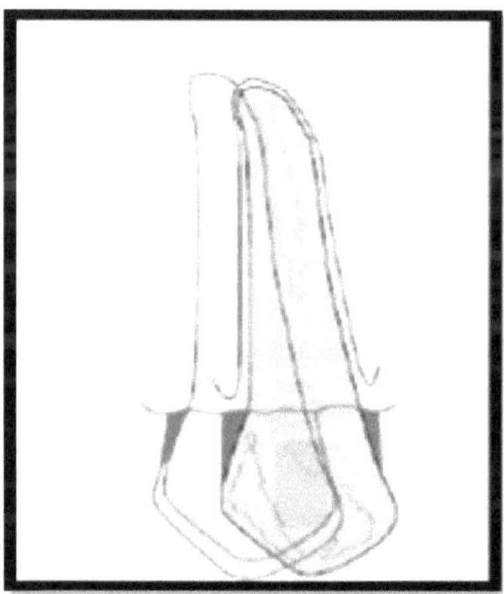

Figura -18 Deslocamento do alinhador quando a força é aplicada contra a mesial do canino superior.

Uma ideia que remonta ao final do século XIX era colocar um acessório no aspeto gengival de um bracket que se estendia em direção ao centro de resistência, numa tentativa de diminuir a quantidade de inclinação quando os dentes são movidos mesio distalmente. Estas extensões gengivais são frequentemente descritas como braços de força. Os braços de força foram adicionados ao sistema de força com Invisalign numa tentativa de alterar o sistema de força-momento.

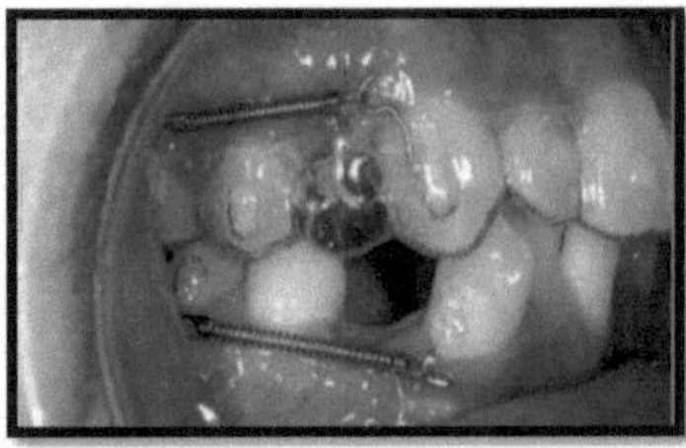

Figura -19 Braços eléctricos feitos à mão em combinação com alinhadores.

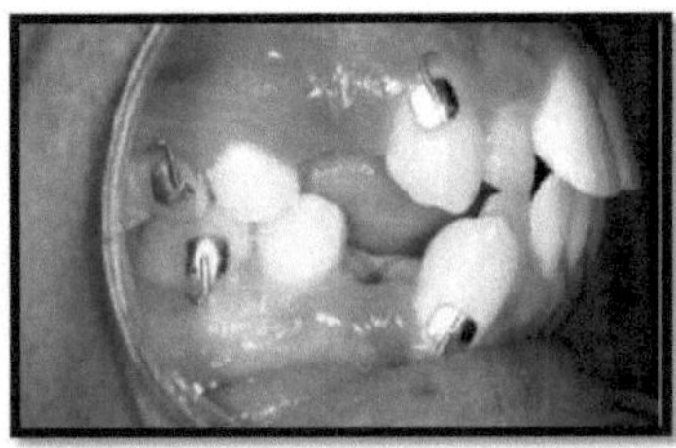

Figura -20 Braços de potência fabricados em combinação com alinhadores.

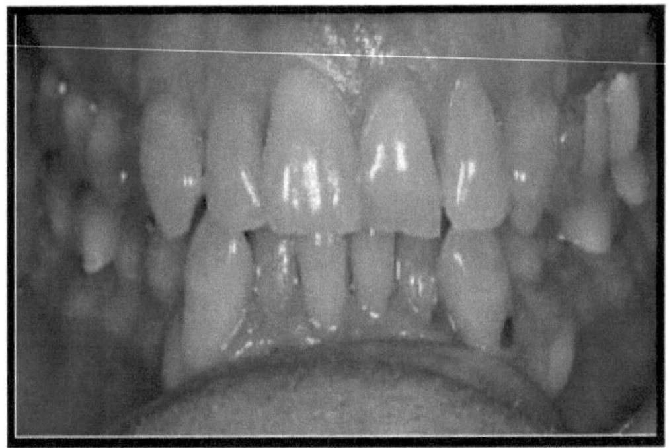

Figura 21 Fotografia clínica do apinhamento dos incisivos inferiores.

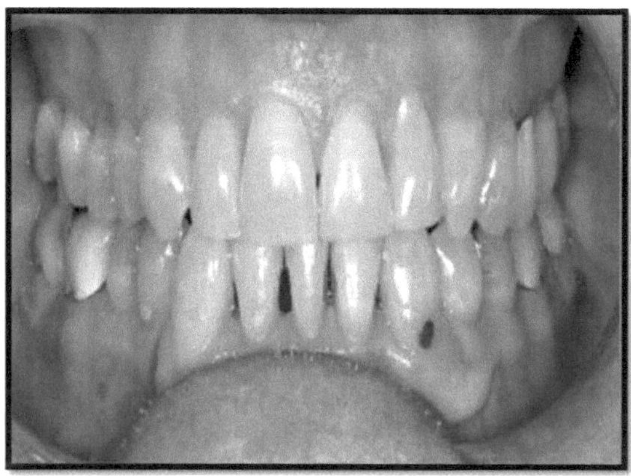

Figura -22 Fotografia clínica do paralelismo radicular após extração de um único incisivo inferior.

Foram relatados casos de sucesso no tratamento de extração de pré-molares utilizando Invisalign. Infelizmente, muitas vezes os caninos permanecem na vertical durante a retração para os espaços pré-molares, enquanto os molares, especialmente os molares superiores, tendem a inclinar-se mesialmente. Isto é frequentemente referido como "dumping".

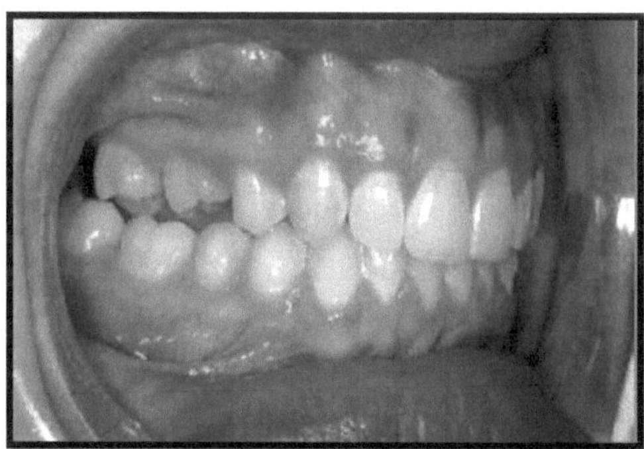

Figura -23 Inclinação mesial dos molares superiores após extração de pré-molares.

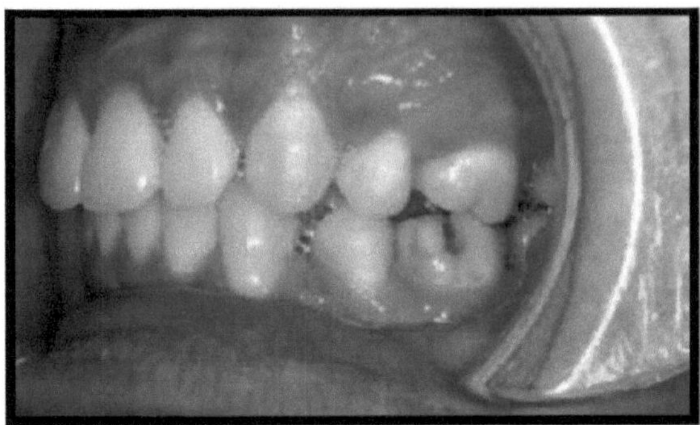

Figura -24 Rasgadura xiesial do molar superior após extração de pré-molar

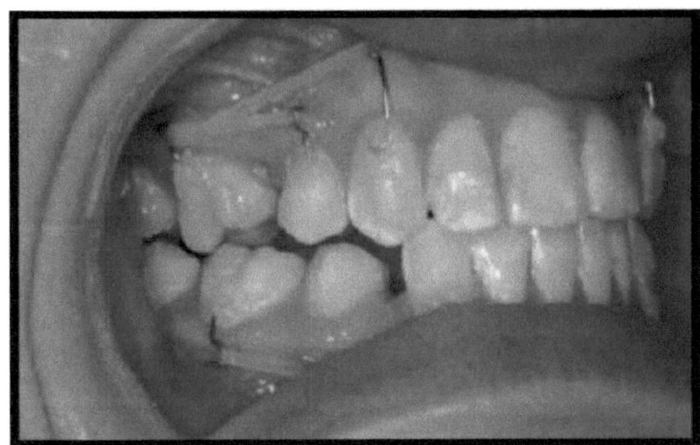

FIGURF. -25 Rasgadura mesial dos molares superiores após extração de pré-molares

A queda ocorre mesmo quando os molares estão simplesmente a ser utilizados como ancoragem para a retração anterior. Isto é provavelmente causado pela relação indesejável entre a coroa e a raiz combinada com a grande área de superfície da raiz

sobre o qual as forças são distribuídas. Este efeito é semelhante ao observado quando existem colisões virtuais que criam uma discrepância entre o tamanho do dente e o tamanho do alinhador, como descrito anteriormente. Atualmente, está a ser feito um trabalho com vários desenhos de attachments acentuados, para demonstrar a capacidade de evitar previsivelmente o dumping molar, colocando dois attachments de 2 mm × 2 mm × 2 mm no primeiro ou segundo molar superior. Isto parece oferecer benefícios significativos, possivelmente fornecendo um meio de ter um par na própria coroa do molar.

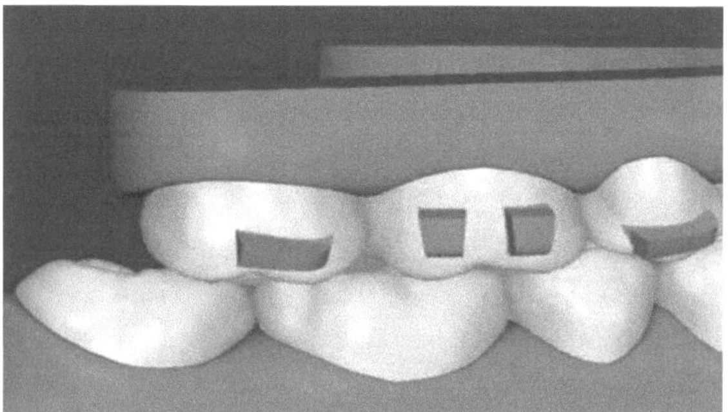

Figura -26 Fixação do gémeo

ROTAÇÕES

A correção de rotações com alinhadores pode ser problemática. Existem duas razões principais para este facto. A primeira é que os alinhadores produzem o movimento do dente através da ligeira distorção do plástico e, em seguida, voltam elasticamente à forma pré-determinada e transportam o dente com ele. No caso das rotações, o alinhador é incapaz de ser distorcido de uma forma que possa produzir um movimento de rotação significativo. Uma comparação análoga seria a tentativa de rodar um dente com um grande fio de aço. Alguns sugeriram que os attachments biselados com o bisel virado a 90 graus (i.e., mesiodistalmente; Figura -27)

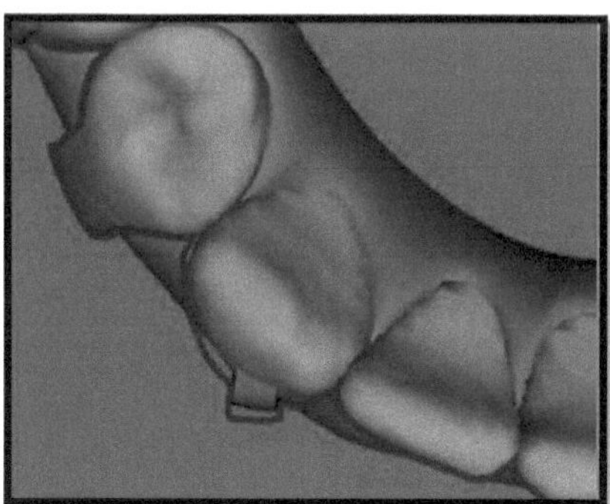

Figura -27 Fixação biselada por rotação.

Forneceria uma superfície para permitir que o alinhador girasse os dentes. Mesmo com um acessório corretamente concebido, outro problema com as rotações é o facto de a raiz do dente não ser um cilindro e, devido às dilacerações e às variações da superfície da raiz, não há forma de o software do computador poder estimar adequadamente o verdadeiro eixo longo de rotação.

Em muitos casos, o que se pensa ser uma rotação da coroa do dente acaba por ser um movimento corporal da superfície da raiz; assim, torna-se impossível estimar a taxa correcta de movimento do dente. Quando isto acontece nos aparelhos fixos, o dente demora mais tempo a rodar; quando acontece com os alinhadores, o alinhador deixa de se ajustar ao dente. Isto resulta na falta do movimento desejado, mas também, o alinhador está agora a contactar com superfícies dentárias diferentes das pretendidas. O resultado é a ausência de movimento ou movimentos indesejáveis dos dentes. Com muitos dentes rotacionados, tem havido tipicamente a necessidade de usar auxiliares antes, durante ou depois do tratamento com alinhadores para realizar a correção rotacional (Figuras -27 e 28)

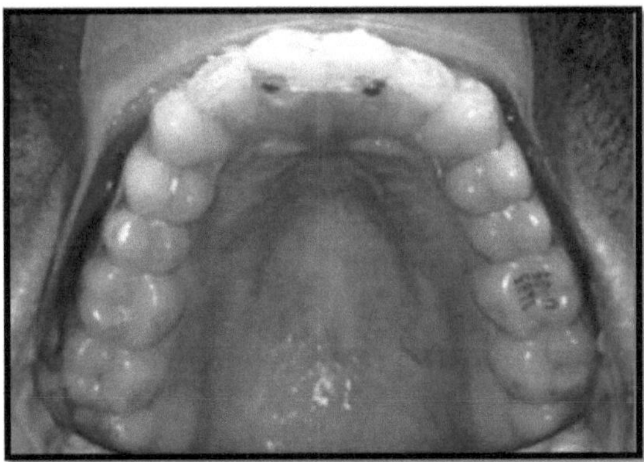

Figura -28 Auxiliar de rotação

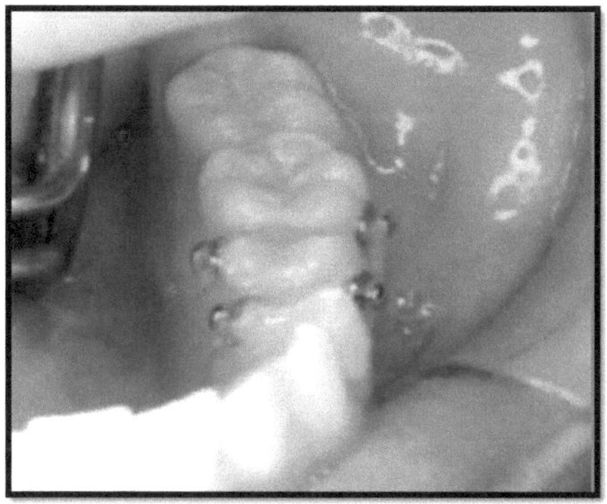

Figura -29 Auxiliares de rotação

No entanto, com o advento dos mais recentes acessórios optimizados, a previsibilidade dos movimentos de rotação melhorou.

EXTRUSÕES

As extrusões também podem apresentar problemas com os alinhadores. A razão para este facto é semelhante à das rotações. Da mesma forma que o próprio alinhador é incapaz de uma deformação elástica na direção necessária para um movimento de rotação eficaz, o alinhador não pode esticar dentro do próprio plástico, pelo que não é possível uma deformação elástica na direção necessária para a extrusão. Um método que está a ser utilizado para ultrapassar este problema, com alguns resultados promissores, é utilizar o acessório biselado gengivalmente para fornecer uma superfície mais longa que possa ser deformada elasticamente e fornecer uma força extrusiva no dente. Em alguns casos, um botão ligado ao dente juntamente com um elástico ajudará na extrusão.

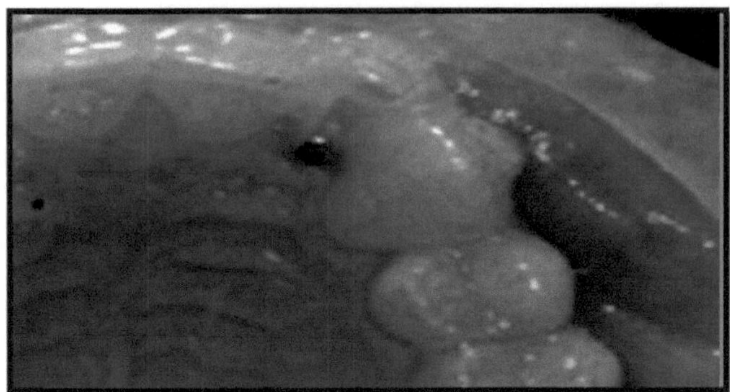

Figura -30 Auxiliar de extrusão Diagrama da mecânica de extrusão com botão e alinhador aparado.

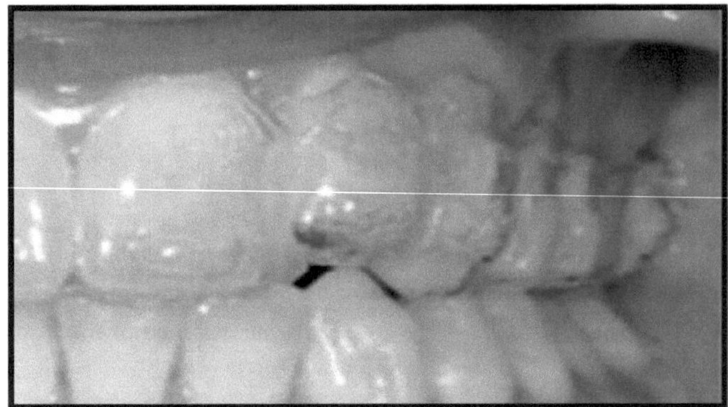

Figura -31 Auxiliar de extrusão. Fotografia clínica da mecânica de extrusão com botão facial e alinhador aparado

Outros auxiliares podem ser utilizados para facilitar movimentos específicos. Os elásticos de Classe II e Classe III são frequentemente necessários, tal como acontece com os aparelhos fixos. Pode-se fixar os elásticos diretamente no alinhador ou fixar os elásticos em botões colados nos dentes. As figuras -31 a -32 ilustram o uso de elásticos de Classe II.

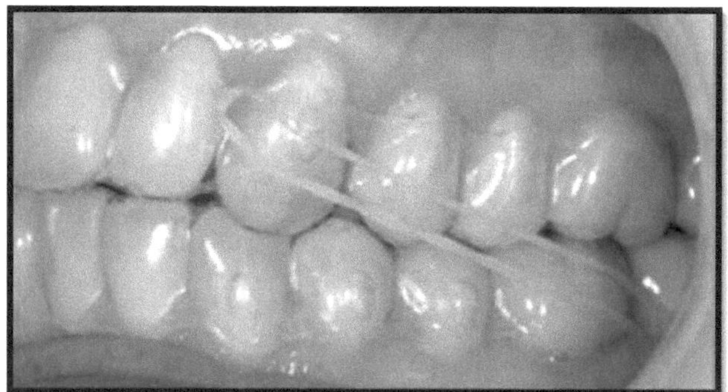

Figura -32 Elásticos de classe II em alinhadores

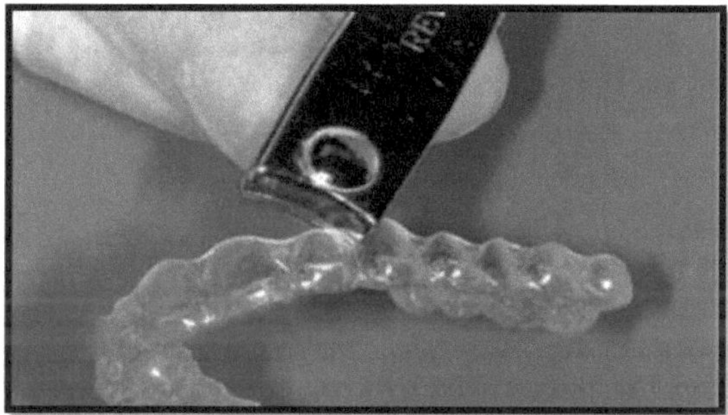

Figura -33 Preparação do alinhador para elásticos da Classe II

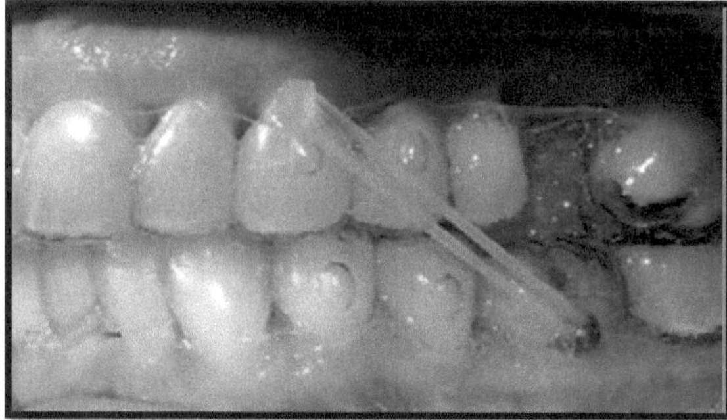

Figura -34 Elásticos de classe II em botões.

Tenha em atenção que se os elásticos estiverem diretamente ligados ao alinhador, são geralmente necessárias fixações para evitar o deslocamento do alinhador. Os corta-unhas podem ser utilizados para cortar fendas nos alinhadores para a colocação dos elásticos.

Têm a vantagem de produzir uma fenda que é contornada de acordo com a forma da embrasura papilar e que tem um ápice rombo para que a fenda não tenda a propagar-se e a dividir o alinhador.

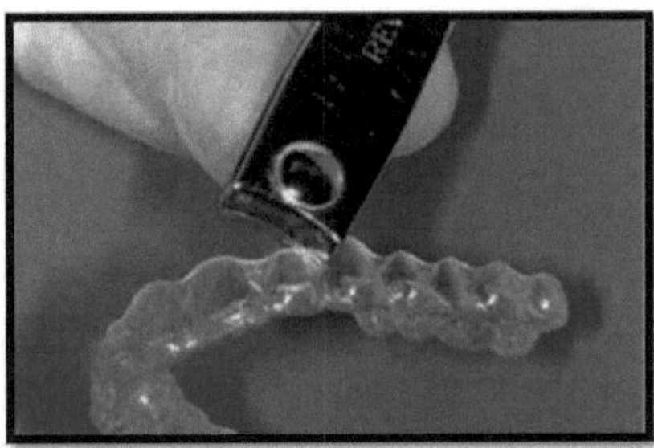

Figura -35 Preparar o alinhador para os elásticos da Classe II.

Existe a vantagem adicional de os pacientes poderem preparar os seus próprios alinhadores para os elásticos, depois de lhes ser mostrado onde e como fazer as fendas. Na altura em que este artigo foi escrito, os engenheiros da Align Technology desenvolveram um protótipo de gancho elástico que pode ser fabricado no alinhador, eliminando assim a necessidade de os preparar clinicamente com botões colados aos dentes, cada alinhador deve ser aparado à volta do botão no consultório antes de entregar os alinhadores ao paciente. Os mini-parafusos também podem ser utilizados eficazmente com os alinhadores da mesma forma que com os aparelhos fixos, quer planeados inicialmente como parte do tratamento, quer para ajudar nos movimentos que não estão a progredir como desejado. Podem ser utilizados com alinhadores isoladamente ou em combinação com outros auxiliares para simplificar os movimentos que os alinhadores têm de efetuar. As duas utilizações mais comuns dos mini-parafusos com alinhadores são para movimentos verticais e antero-posteriores. Um exemplo é a extrusão de um canino superior, um movimento que seria virtualmente impossível com alinhadores isolados.

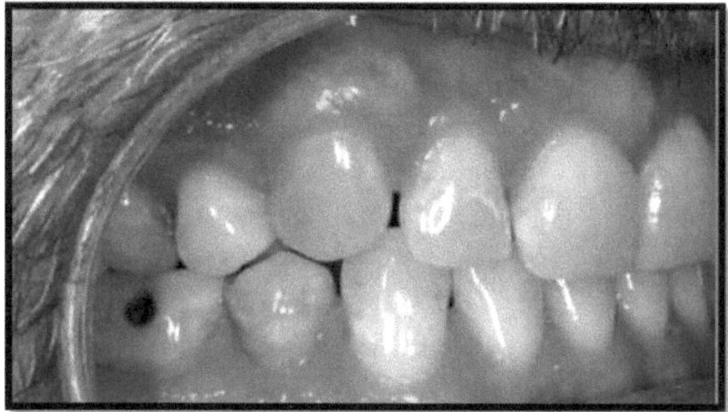

Figura -36 Canino alto

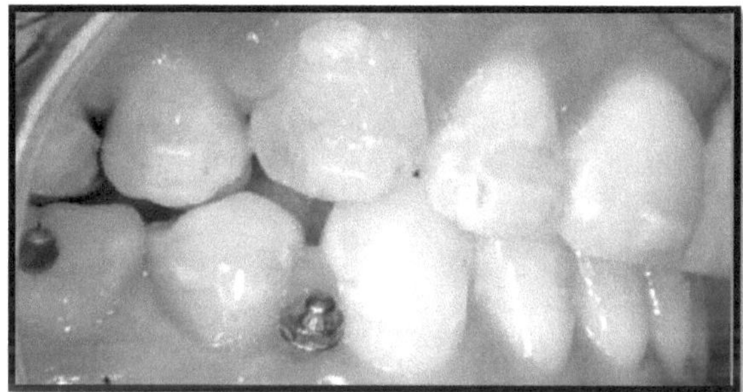

Figura -37 Canino com mini parafuso colocado.

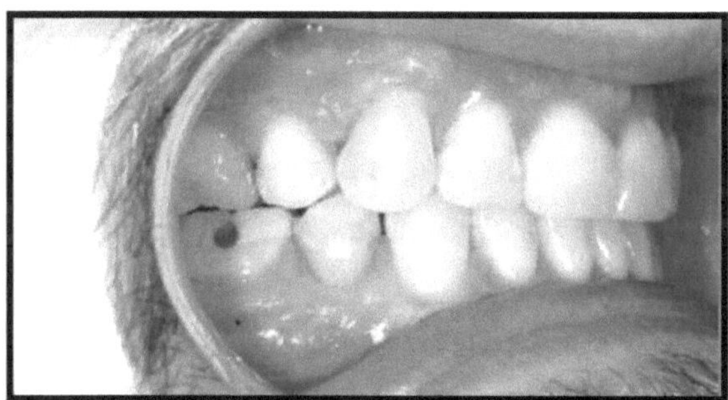

Figura -38 Final com canino extrudido.

As figuras -37 a 40 - demonstram a colocação de um mini-parafuso na arcada inferior e, em seguida, a passagem de um elástico de um botão transparente perto da gengiva no canino superior para o mini-parafuso, enquanto o alinhador guia o dente para a posição correcta. Outro movimento vertical que é facilmente melhorado com mini-parafusos é a intrusão de molares que super irromperam num espaço edêntulo.

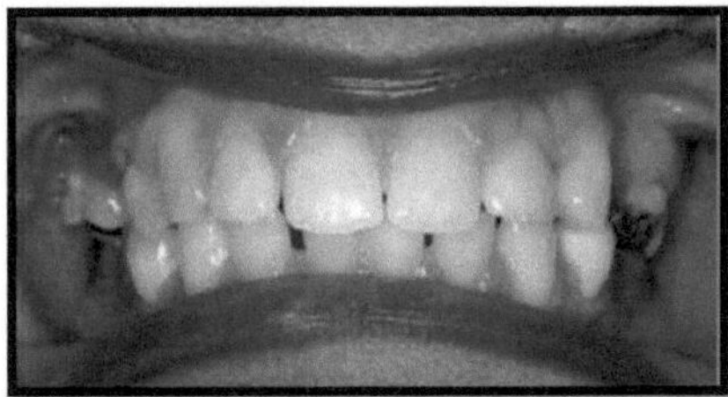

Figura -39 Molar supererupcionado.

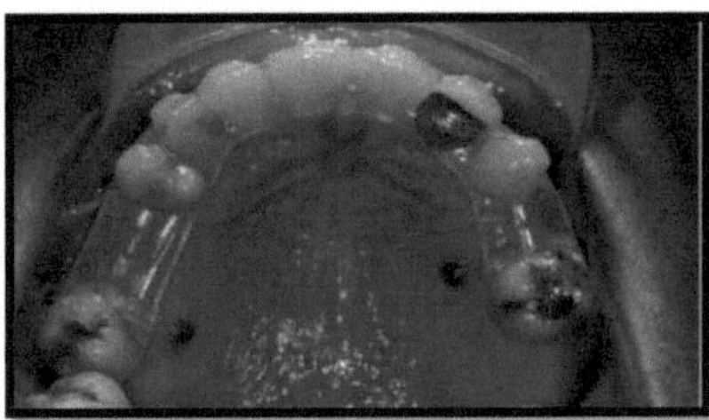

Figura -40 Molar supererupcionado com mini-parafusos e alinhadores.

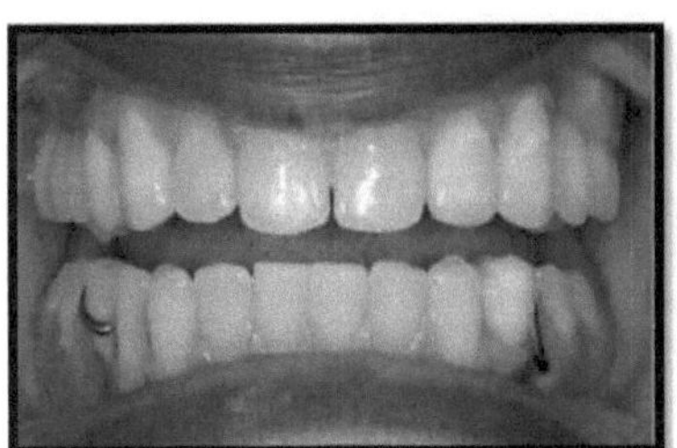

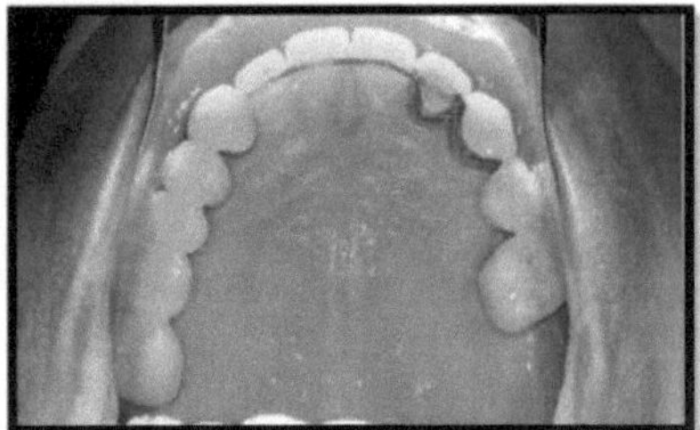

Figura -41 A, Restauração final de molar super erupcionado com mini-parafusos e alinhadores. B, Restauração final de molar super erupcionado com mini-parafusos e alinhadores.

As figuras -41 A ilustram a colocação de um mini-parafuso na vestibular e na lingual de um molar superior. Em seguida, o paciente usa um elástico de um mini-parafuso por cima do alinhador até o outro mini-parafuso. Muitos desses pacientes precisam passar por um tratamento restaurador significativo, e o uso de alinhadores durante a instalação ortodôntica é frequentemente preferido pelo paciente ao uso de aparelhos fixos.

Há ocasiões em que os mini-parafusos podem acelerar a correção da Classe II. O primeiro exemplo envolve a colocação de um Distalizador Carriere (Class One Orthodontics, Lubbock, TX) na arcada superior juntamente com um mini-parafuso na arcada inferior na área molar ou retromolar. Um elástico de Classe II é então usado 24 horas por dia, e geralmente uma correção para Classe I molar e canina pode ser esperada em cerca de 12 semanas. Uma vez efectuada a correção antero-posterior, o alinhamento da arcada e o acabamento podem ser efectuados com Invisalign.

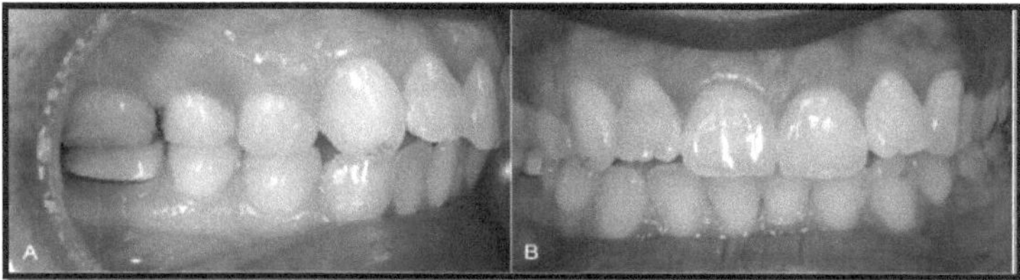

Figura -42 A, Má oclusão inicial de classe II. B, Má oclusão inicial de classe II.

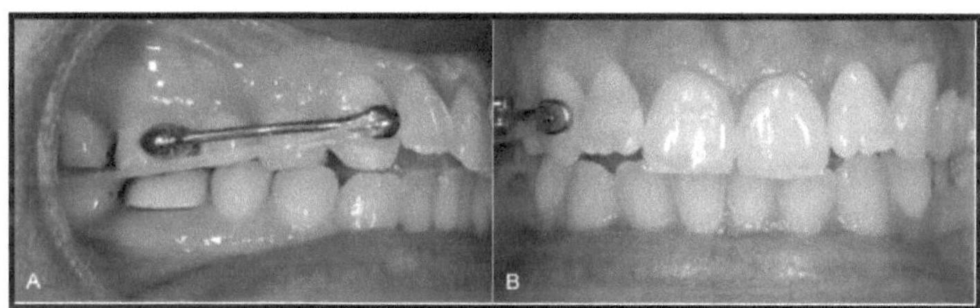

Figura -43 A, B, distalizador de Carriere e mini-parafuso colocados.

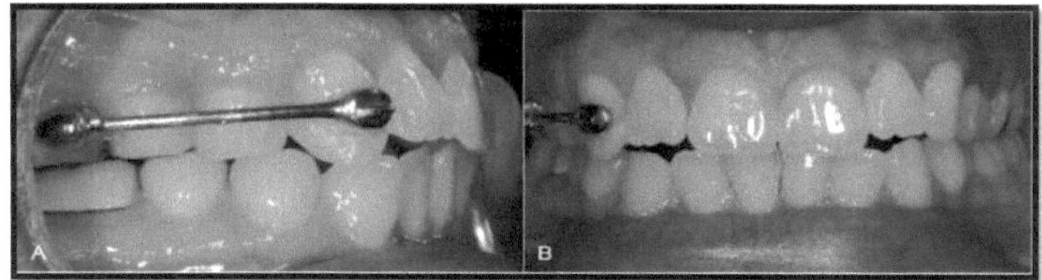

Figura -44 A, B, classe II corrigida para classe I.

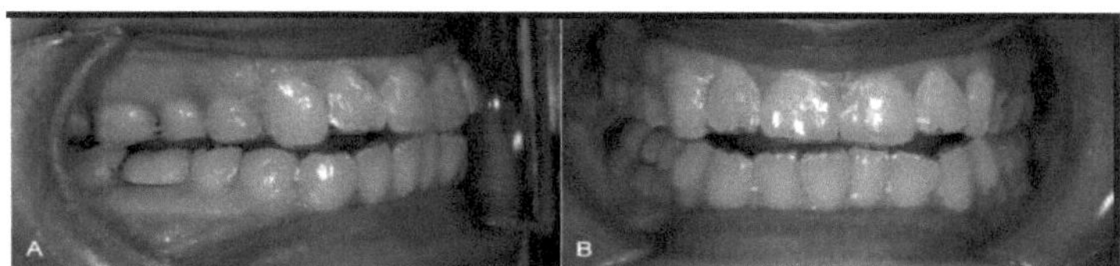

Figura -45 A, B, alinhador de suporte colocado com elástico de classe II.

Outra aplicação dos mini-parafusos com alinhadores é a correção de uma assimetria da arcada, aumentando a distalização de um lado. Isto pode ser conseguido colocando um mini-parafuso na área retromolar, colando botões na face e lingual do primeiro ou segundo molar superior, e depois ligando uma corrente elástica dos botões ao mini-parafuso. Se o movimento pretendido for planeado no tratamento com alinhadores, o mini-parafuso fornece a ancoragem e permite o movimento simultâneo no ClinCheck para reduzir o tempo de tratamento.

REFERÊNCIAS

1. Brin I, Ben-Bassat Y, Heling I, Engelberg A. A influência do tratamento ortodôntico em incisivos permanentes previamente traumatizados. *Eur J Orthod.* 1991; 13:372-377.
2. Linge BO, Linge L. Reabsorção radicular apical em dentes anteriores superiores. *Eur J Orthod.* 1983; 5:173-183.
3. Malmgren O, Goldson L, Hill C, Orwin A, Petrini L, Lundberg M. Reabsorção radicular após tratamento ortodôntico de dentes traumatizados. *Am J Orthod.* 1982; 82:487-491.38.
4. Graber, Vanarsdall, Vig, Orthodontics - Current principles & techniques - 5th edition
5. Sheridan JJ, Ledoux W, McMinn R. Retentores Essix: fabrico e supervisão para retenção permanente. J ClinOrthod 1993; 27:37-45.
6. XiemPhan, Paul H. Ling, Limitações clínicas do InvisalignJCDA www.cda- adc.ca/jcda abril de 2007, Vol. 73, No. 3
7. L. JoffeProdutos actuais e prática Invisalign®: primeiras experiências JO dezembro de 2003.
8. XiemPhan, Paul H. Ling, Limitações clínicas do InvisalignJCDA* abril 2007, 73, No. 3.
9. Benson H. Wong, Invisalign de A a Z American Journal of Orthodontics and DentofacialOrthopedicsVolume121, Número 5.
10. Neal D. Kravitz; Budi Kusnoto; Brent Agran; Grace Viana Influência dos attachments e da redução interproximal na precisão da rotação dos caninos com *InvisalignUm estudo clínico prospetivo Angle Orthodontist, Vo 78, No 4, 2008*
11. Brin I, Ben-Bassat Y, Heling I, Engelberg A. A influência do tratamento ortodôntico em incisivos permanentes previamente traumatizados. *Eur J Orthod.* 1991; 13:372-377.

Revisão da literatura -

1. Kuo E et al (2006)[1] estudo realizado sobre os attachments do Invisalign: materiais. Avaliar a retenção de quatro tipos de alinhadores numa arcada dentária com diferentes attachments. Conclui que os attachments elipsoidais não tiveram influência significativa na força necessária para a remoção do alinhador e, consequentemente, na retenção do alinhador. O Essix ACE mostrou uma retenção significativamente menor do que o CA-hard nos modelos com attachments. Para além disso, observou-se que as fixações biseladas aumentaram significativamente a retenção, em comparação com as fixações elipsóides e quando não se utilizaram fixações.
2. Kravitz ND et al (2008)[2] estudo realizado sobre Influência dos attachments e da redução interproximal na precisão da rotação do canino com Invisalign: um estudo clínico prospetivo. O objetivo do estudo é avaliar a influência dos attachments e da redução interproximal em caninos submetidos a movimento rotacional com Invisalign. Conclui que os attachments verticais-elipsoides e a redução interproximal não melhoram significativamente a precisão da rotação dos caninos com o sistema Invisalign.
3. Jones ML, Mah J, O'Toole BJ (2009)[3] estudo realizado sobre a retenção de alinhadores termoformados com acessórios de várias formas e posições. Dividiram-se em 3 grupos. Grupo 1: attachments horizontais biselados com os chanfros direccionados oclusalmente Grupo 2: attachments horizontais biselados com os chanfros direccionados gengivalmente Grupo 3: attachments rectangulares verticais Cada um destes grupos foi dividido em três subgrupos de acordo com a posição oclusogengival do attachment no dente: Posição A: 2mm da margem gengival Posição B: Centrado Posição C: 2mm da superfície oclusal O mesmo typodont maxilar foi usado para criar impressões com 10 diferentes primeiros pré-molares maxilares direitos, incluindo um dente sem acessório que serviu de controlo Usando todas as combinações possíveis de acessório .
4. Penedo ND, Elias CN, Pacheco MC, Gouvêa JP (2010)[4] estudo realizado sobre a simulação 3D da movimentação dentária ortodôntica. O objetivo foi desenvolver e validar um modelo numérico tridimensional (3D) de um incisivo central superior para simular a movimentação dentária utilizando o Método dos Elementos Finitos (MEF). Conclui que o modelo foi validado pela determinação do módulo de elasticidade do ligamento periodontal de forma consistente com os dados experimentais da literatura. Os métodos utilizados na construção do modelo permitiram a criação de um modelo completo para uma arcada dentária, o que possibilita uma série de simulações envolvendo a mecânica ortodôntica.

5. Frongia G, Castroflorio T (2012)[5] estudo realizado sobre a correção de rotações dentárias severas utilizando alinhadores transparentes: um relato de caso. Verificou que a sobremordida melhorou (2,5 mm antes do tratamento, 1 mm no final); a mordida cruzada dentária, o apinhamento e as rotações dentárias severas (com uma média de 2 graus de melhoria por alinhador) foram corrigidos. E concluem que, após o tratamento, o alinhamento dentário foi considerado excelente. O caso apresentado indica que o sistema Invisalign pode ser um aparelho útil para corrigir uma má oclusão dentária envolvendo rotações severas.
6. Tuncay O et al (2013)[6] fez o estudo sobre o tratamento com alinhadores no paciente adolescente. Ele conclui que os adolescentes que ficaram inscritos neste estudo não tiveram dificuldade em aderir e ficaram satisfeitos com o tratamento com alinhadores, indicando uma oportunidade potencial para tratar pacientes jovens que, de outra forma, poderiam não aceitar cuidados ortodônticos. Além disso, nossos resultados mostraram consequências favoráveis para a saúde periodontal em comparação com o tratamento com aparelhos fixos.
7. Simon M et al (2014)[7] fizeram o estudo sobre o resultado do tratamento e a eficácia de uma técnica de alinhadores - relativamente ao torque dos incisivos, à desdotação dos pré-molares e à distalização dos molares. O objetivo deste estudo foi investigar a eficácia do tratamento ortodôntico
utilizando o sistema Invisalign®. Em particular, foi analisada a influência dos auxiliares (Attachment/Power Ridge), bem como do staging (movimento por alinhador) na eficácia do tratamento. Verificou que o torque dos incisivos, a desarticulação dos pré-molares e a distalização dos molares podem ser efectuados com os alinhadores Invisalign®. O escalonamento (movimento/alinhador) e a quantidade total de movimento planeado têm um impacto significativo na eficácia do tratamento.
8. Dasy H et al (2015)[8] fizeram o estudo sobre os efeitos de formas de fixação variáveis e do material do alinhador na retenção do alinhador. O objetivo era avaliar a retenção de quatro tipos de alinhadores numa arcada dentária com vários encaixes. Descobriu que os encaixes elipsóides não tinham influência significativa na força necessária para a remoção do alinhador e, consequentemente, na retenção do alinhador. O Essix ACE mostrou uma retenção significativamente menor do que o CA-hard nos modelos com attachments. Para além disso, observou-se que os attachments biselados aumentavam significativamente a retenção, em comparação com os attachments elipsóides e quando não se utilizavam attachments.
9. Cai Y, He B, Yang X, Yao J (2015)[9] estudo realizado sobre a otimização da

configuração de fixação na translação de dentes com correção de dentes transparentes através de relações momento-força adequadas: Análise biomecânica. O objetivo da presente investigação foi utilizar o teorema da força para analisar o sistema de forças introduzido pela fixação no tratamento com alinhadores invisíveis. Conclui que a análise do sistema de forças de fixação mostrou que a fixação pode ser optimizada para ajudar o dente a mover-se eficazmente. E o fator mais importante que afecta a eficiência do attachment foi a direção da superfície ativa, que pode ser optimizada pela relação momento-força necessária para o movimento. Com a utilização de attachments e parâmetros optimizados, verificou-se que os tratamentos com alinhadores ortodônticos podem oferecer resultados semelhantes aos dos sistemas tradicionais de endireitamento dentário.

10. Momtaz P et al (2016)[10] estudo realizado sobre o efeito da colocação e localização de attachments no controlo rotacional de dentes cónicos utilizando a terapia de alinhadores transparentes. E concluem que os attachments parecem melhorar a correção rotacional do segundo pré-molar inferior direito. Aumentar o número de attachments não parece ajudar o controlo rotacional, uma vez que o grupo com um único attachment vestibular teve a maior correção rotacional global. Múltiplos encaixes e alinhadores de ajuste usando a pinça de ajuste retangular vertical Hu-Friedy na superfície lingual do alinhador termoformado parecem impedir a correção rotacional neste estudo.

11. Goto M et al (2017)[11] fizeram o estudo de um método para avaliação dos efeitos dos attachments em aparelhos ortodônticos do tipo alinhador. O objetivo é gerar uma força ortodôntica eficaz para evitar o efeito de arqueamento. Entretanto, o mecanismo de movimentação dentária com attachments de aparelhos do tipo alinhador ainda não está claro. Sugerimos que a configuração adequada do modelo é importante para avaliar o efeito da inserção através da análise de elementos finitos.

12. Parrini S et al (2018)[12] fez o estudo sobre a correlação entre más oclusões e postura corporal tem sido discutido nas últimas décadas, mas ainda há uma falta de consenso na literatura existente. O tratamento com alinhadores transparentes produz alteração da altura vertical devido à cobertura oclusal e, posteriormente, uma estimulação dos recetores periodontais que provoca uma inibição dos músculos de fecho da mandíbula e, hipoteticamente, alterações na postura mandibular. Conclui que a cobertura oclusal provocada pelos alinhadores pode influenciar a postura corporal não só nas secções superiores da coluna vertebral,

mas também nas secções inferiores da coluna vertebral.

13. Zeng H et al (2018)[13] estudo realizado sobre o efeito de diferentes acessórios de controlo radicular no movimento mesial do molar superior com alinhador de plástico. Objetivo do estudo A análise de elementos finitos (FEA) tridimensional (3D) foi utilizada para explorar o efeito mecânico do molar superior com diferentes acessórios de controlo radicular na tecnologia ortodôntica baseada em alinhadores de plástico. Concluiu-se que a adição de attachments aumentou a eficiência do movimento do molar. Dois attachments optimizados semiteretos no lado vestibular tiveram o melhor efeito de controlo radicular durante o movimento mesial do molar, mas todos os attachments alcançaram o movimento de inclinação do molar.

14. Elkholy F et al (2019)[14] estudo realizado sobre o efeito de diferentes geometrias de fixação na carga mecânica exercida pelos alinhadores PET-G durante a desratização de caninos mandibulares: A derotação de dentes arredondados tem-se revelado difícil para os alinhadores. Nesse estudo, foi investigado o efeito da geometria de fixação do alinhador nos valores de força e momento (F/M) tridimensionais (3D) exercidos durante a desdentação de um canino mandibular. Concluiu-se que a geometria de um quarto de esfera tinha as melhores propriedades mecânicas globais, porque induzia aumentos de momento rotacional relativamente elevados e contrariava as forças intrusivas indesejadas de forma mais eficaz do que as três geometrias. Os ângulos máximos determinados de desalojamento da fixação e de prevenção da intrusão de aproximadamente 6° fornecem um guia para determinar os incrementos de configuração para a remoção do canino mandibular.

15. Mantovani E et al (2019)[15] fizeram o estudo sobre a análise de microscopia eletrónica de varrimento do encaixe do alinhador nos acessórios de ancoragem. Os objectivos do estudo foram (1) avaliar o encaixe de três alinhadores diferentes (Invisalign [Align Technology, Santa Clara, CA, EUA], CA Clear Aligner [Scheu-Dental, Iserlohn, Alemanha] e F22 [Sweden&Martina, Due Carrare, Itália]) em fixações de ancoragem utilizando microscopia eletrónica de varrimento (SEM), e (2) analisar a influência de 2 tipos diferentes de resina utilizados para construir fixações no encaixe do alinhador. Concluiu que o Invisalign, o CA Clear Aligner e o F22 têm um desempenho comparável em termos de encaixe nos acessórios de ancoragem. A resina convencional bulk-fill proporciona a melhor adaptação aos acessórios de ancoragem.

16. Yokoi Y et al (2019)[16] estudo realizado sobre os efeitos da fixação do alinhador de plástico no fecho do diastema da dentição maxilar através do método

dos elementos finitos. O objetivo deste estudo foi esclarecer o efeito da fixação no movimento dentário produzido por um alinhador de plástico. O fechamento de um diastema, no qual os incisivos centrais superiores direito e esquerdo se moviam corporalmente, foi simulado através de um método de elementos finitos. Os movimentos ortodônticos a longo prazo da dentição maxilar foram simulados através da acumulação da deslocação inicial dos dentes produzida pela deformação elástica do ligamento periodontal. O incisivo inclinou-se e rodou logo após a colocação do alinhador, independentemente da fixação. Após um período de tempo suficientemente longo, o incisivo ficou direito e moveu-se corporalmente no alinhador com acessório, mas o incisivo permaneceu inclinado no alinhador sem acessório. Foi demonstrado que o acessório era eficaz para conseguir o movimento corporal.

17. Costa R et al (2020)[17] estudo realizado sobre o efeito de três diferentes desenhos de fixação nas forças extrusivas geradas por alinhadores termoplásticos no incisivo central superior. O objetivo deste estudo foi avaliar nos três eixos (X, Y e Z) as forças geradas por três diferentes desenhos de fixação para a extrusão do incisivo central superior utilizando alinhadores ortodônticos estéticos. Conclui-se que o desenho de fixação 3 apresenta a melhor distribuição de forças para o movimento de extrusão, gerando forças quase nulas nos eixos X e Y, e menor intensidade de força no eixo Z.

18. Eliades T et al (2020)[18] fez o uso de attachments no tratamento com alinhadores: Analisando a "inovação" de expandir o uso da colagem de compósitos ao esmalte mediada por condicionamento ácido e suas consequências. O uso de attachments no tratamento com alinhadores e A aplicação de alinhadores no ambiente clínico introduz um cenário único de diferentes materiais aplicados de uma forma que envolve o desenvolvimento de fricção e atrito entre o attachment e o material mais macio do alinhador, tudo isso atuando nas condições adversas do ambiente oral, que impactam no envelhecimento desses materiais.

19. Weckmann J et al (2020)[19] estudo realizado sobre a Influência do protocolo de ligação de attachments na precisão do attachment em tratamentos com alinhadores. O objetivo A colagem precisa de attachments no tratamento com alinhadores é crucial para alcançar o movimento dentário pretendido. Assim, avaliámos cinco protocolos diferentes de colagem de attachments utilizados em tratamentos com alinhadores, com o objetivo de identificar o protocolo mais preciso. E concluímos que neste estudo in vitro, o protocolo de colagem influenciou a precisão dos attachments colados. O protocolo de colagem com compósito de alta viscosidade sem perfuração no reservatório do acessório foi o mais impreciso. A utilização de

um compósito de baixa viscosidade ou de attachments feitos através de um procedimento de duas fases com compósito de alta viscosidade revelou resultados mais precisos.

20. Ayidaga C et al (2021)[20] estudo realizado sobre os efeitos das formas variáveis de fixação de compósitos no controlo da distalização do molar superior com alinhadores: um estudo não linear de elementos finitos. O objetivo do presente estudo é descrever os padrões de tensão e deslocamento criados por alinhadores transparentes e acessórios de compósito colados com a técnica acid-etch na superfície vestibular do primeiro molar superior durante a sua distalização. A distalização do molar superior é um procedimento clínico ortodôntico utilizado para movimentar o primeiro molar superior para distal. Verificou que o terceiro grupo, com o acessório recentemente concebido, apresentou o melhor desempenho relativamente à distribuição de tensões (tensões principais e tensões de von Mises) e tensões mais elevadas no ligamento periodontal e no dente.

21. Karras T et al (2021)2[1] estudo realizado sobre a eficácia dos attachments Invisalign: um estudo retrospetivo. O objetivo do estudo é comparar a eficácia dos encaixes optimizados e convencionais da Invisalign (Align Technology, Inc., Santa Clara, CA) nos movimentos rotativos e extrusivos dos dentes. Descobriu que os tipos de attachments convencionais podem ser tão eficazes como os attachments optimizados da Invisalign para rotações de caninos e pré-molares, e para extrusão de incisivos e caninos. Os clínicos devem considerar a sobrecorrecção ou a correção a meio do percurso, especialmente para a extrusão dos dentes anteriores. É necessária uma amostra maior de dentes com DPI ou espaçamento para tirar conclusões mais definitivas sobre como essas condições afetam a precisão dos movimentos dentários.

22. Ho CT et al (2021)[22] estudo realizado sobre os efeitos de diferentes materiais de alinhamento e acessórios no comportamento ortodôntico. Este estudo avaliou o comportamento ortodôntico do movimento dentário usando diferentes materiais de alinhador e formas de fixação para o movimento de um único dente. Concluiu que a forma ou o tamanho do attachment teve pouca influência no movimento corporal do dente. Um material de alto módulo pode, portanto, ser adequado para aplicações clínicas.

23. Fan D et al (2022)[23] estudo realizado sobre a eficácia da posição de fixação na intrusão de molares com alinhadores transparentes. O objetivo foi avaliar os efeitos biomecânicos da posição de diferentes acessórios para a intrusão de molares superiores com tratamento com alinhadores transparentes através da análise de elementos finitos. Concluiu que a combinação de BA e PA pode prevenir

eficazmente a inclinação vestibular e palatina e mostrou a melhor eficiência na intrusão do segundo molar. O segundo molar mostrou uma tendência inevitável para inclinar mesialmente, independentemente da posição de fixação.

24. Nucera R et al (2022)[24] fizeram o estudo para destacar as diferenças entre as diferentes terapias com alinhadores transparentes que diferem na presença de attachments ou na configuração do attachment. A literatura mostrou que os attachments aumentam maioritariamente a eficácia do tratamento ortodôntico com alinhadores transparentes, melhorando o torque radicular anterior, a rotação e o movimento mesio-distal (M-D); também são importantes para aumentar a ancoragem posterior. Ele constatou que os attachments também parecem melhorar a intrusão, mas faltam evidências sobre esse movimento, assim como sobre a extrusão. Nenhum estudo avaliou a inclinação/expansão buco-lingual posterior. Sugere-se fortemente a realização de mais ensaios clínicos para esclarecer a influência dos attachments e seu número, tamanho, forma e posição em cada movimento ortodôntico. Conclui-se que o torque radicular anterior pode ser melhorado com o uso de elementos auxiliares, como cristas de força e attachments. No entanto, estes podem ser insuficientes para assegurar um controlo radicular correto. A ancoragem posterior parece ser importante para garantir um maior controlo durante a retração dos dentes anteriores. Pode ser melhorada através da adição de attachments num maior número de dentes [do canino ao segundo molar]. A evidência da influência dos attachments na intrusão e extrusão é escassa, embora os attachments pareçam melhorar a intrusão. Nenhum estudo clínico avaliou a inclinação/expansão buco-lingual posterior.

25. Valeri C, Aloisio A, Mummolo S, Quinzi V (2022)2[5] efectuou o estudo sobre o desempenho de modelos de transferência rígidos e moles utilizando compósitos viscosos e fluidos à base de resina no processo de ligação de alinhadores transparentes. O estudo tem como objetivo avaliar a precisão do processo de ligação de fixação em tratamentos com alinhadores. A análise conduz à estimativa do erro na reprodução fiel dos encaixes do modelo mestre, utilizando dois tipos de gabaritos de transferência e dois compósitos à base de resina fotopolimerizável, normalmente usados em ortodontia. O processamento dos dados permitiu a seguinte classificação de desempenho, desde o primeiro com menor erro de reprodução até ao último caracterizado pelo pior desempenho: (1) C-Transbond, (2) A- Transbond, (3) C- Evoflow e (4) A-Evoflow.

26. Ahmad W, Jiang F, Xiong J, Xia Z et al (2023)2[6] fizeram o estudo sobre o efeito mecânico do desenho geométrico dos attachments na ortodontia invisível. Esse estudo teve como objetivo determinar o efeito biomecânico da geometria do

acessório na força e no momento ortodôntico, utilizando a análise tridimensional de elementos finitos. Como resultado do aumento do tamanho do acessório, as forças e os momentos aumentaram, e a relação momento/força também aumentou ligeiramente. A força e o momento foram melhor alinhados com a direção do movimento com acessórios maiores. A magnitude apropriada da força pode ser alcançada seleccionando o tamanho apropriado do acessório.

27. Alam MK et al (2023)[27] fizeram uma revisão sistemática e uma meta-análise em rede sobre o impacto de vários materiais de alinhadores e attachments na movimentação dentária ortodôntica. Ele constatou que essa revisão sistemática e meta-análise em rede avaliou estudos que examinaram diferentes materiais de alinhadores e attachments e seu impacto na movimentação dentária ortodôntica de pacientes que estavam sendo submetidos a qualquer forma de tratamento ortodôntico e determinou se um tipo de material era funcionalmente melhor do que o outro. O objetivo do presente estudo foi identificar a influência do movimento dentário ortodôntico no comportamento do alinhador, escolhendo ensaios que estimulassem tanto os participantes humanos como as configurações in vitro. Os resultados sugeriram que os materiais dos alinhadores tiveram um impacto significativo no movimento dentário, mas não em termos de tamanho e forma de fixação, mas sim do tipo de material que foi utilizado. Dentro dos tipos de materiais que foram avaliados, não se observou uma grande diferença; no entanto, de acordo com os resultados obtidos através da meta-análise em rede, os valores para o Invisalign são comparáveis aos outros plásticos em termos da gama de estimativas e da incerteza associada às estimativas.

28. Alhasyimi AA, (2023)[28] fez o estudo sobre a eficácia do desenho da fixação e da espessura dos alinhadores transparentes durante a retração anterior ortodôntica. O objetivo foi comparar os padrões de distribuição de tensão produzidos por alinhadores transparentes com diferentes espessuras e formas de fixação compostas durante a retração anterior. Concluiu que a melhor espessura de alinhador é de 0,75 a 0,85 mm para a retração anterior. Um alinhador com 0,95 mm de espessura pode ainda ser utilizado quando é necessária uma quantidade considerável de força de movimentação dentária; no entanto, esta exceção só é aplicável a um número limitado de moldeiras transparentes. O acessório elipsoide é o melhor tipo de acessório porque a força resultante é substancial e uniformemente distribuída.

29. Jedlinski M et al (2023)[29] estudo realizado sobre Attachments for the Orthodontic Aligner Treatment-State of the Art-A Comprehensive Systematic Review. O objetivo deste estudo é discutir a evidência da forma, colocação e

ligação de attachments compostos. E concluir que o uso de attachments melhora significativamente a expressão do movimento ortodôntico e a retenção do alinhador. É possível indicar locais nos dentes onde os attachments têm um melhor efeito na movimentação dentária e avaliar quais attachments facilitam a movimentação.

30. Papageorgiou SN et al (2023)[30] estudo realizado sobre a utilização de attachments no tratamento com alinhadores: Analisando a "inovação" da expansão do uso da colagem de compósitos ao esmalte mediada por condicionamento ácido e as suas consequências. A avaliação com análise de imersão dos alinhadores Invisalign recebidos ou envelhecidos *in vitro não demonstrou* efeitos citotóxicos mensuráveis ou lixiviação. Um estudo *in vivo* de pacientes que receberam, após descolagem, retentores e/ou alinhadores formados a vácuo em laboratório.

REFERÊNCIAS

1. Kuo E, Duong T. Anexos Invisalign: materiais. O Sistema Invisalign. Filadélfia, Pa: Quintessence. 2006;92.

2. Kravitz ND, Kusnoto B, Agran B, Viana G. Influência dos attachments e da redução interproximal na precisão da rotação dos caninos com Invisalign: um estudo clínico prospetivo. The Angle Orthodontist. 2008 Jul 1;78(4):682-7.

3. Jones ML, Mah J, O'Toole BJ. Retenção de alinhadores termoformados com attachments de várias formas e posições. J Clin Orthod. 2009 Feb 1;43(2):113-7.

4. Penedo ND, Elias CN, Pacheco MC, Gouvêa JP. Simulação 3D da movimentação dentária ortodôntica. Dental Press Journal of Orthodontics. 2010; 15:98-108.

5. Frongia G, Castroflorio T. Correção de rotações dentárias graves utilizando alinhadores transparentes: relato de um caso. Australian Orthodontic Journal. 2012 Nov;28(2):245-9.

6. Tuncay O, Bowman SJ, Amy B, Nicozisis J. Tratamento com alinhadores no paciente adolescente. J Clin Orthod. 2013 Feb 1;47(2):115-9.

7 .Simon M, Keilig L, Schwarze J, Jung BA, Bourauel C. Resultado do tratamento e eficácia de uma técnica de alinhadores - relativamente ao torque dos incisivos, à desratização dos pré-molares e à distalização dos molares. BMC oral health. 2014 Dec; 14:1-7.

8. Dasy H, Dasy A, Asatrian G, Rózsa N, Lee HF, Kwak JH. Efeitos das formas de fixação variáveis e do material do alinhador na retenção do alinhador. The Angle Orthodontist. 2015 Nov 1;85(6):934-40.

9. Cai Y, He B, Yang X, Yao J. Otimização da configuração de fixação na translação de dentes com correção de dentes transparentes através de relações momento-força adequadas: Análise biomecânica. Biomedical materials and engineering. 2015 Jan 1;26(s1): S507-17.

10. Momtaz P. O efeito da colocação e localização do acessório no controlo rotacional de dentes cónicos utilizando a terapia com alinhadores transparentes.

11. Goto M, Yanagisawa W, Kimura H, Inou N, Maki K. Um método para avaliação dos efeitos de attachments em aparelhos ortodônticos do tipo alinhador: Análise tridimensional por elementos finitos. Orthodontic Waves. 2017 Dez 1;76(4):207-14.

12. Parrini S, Comba B, Rossini G, Ravera S, Cugliari G, De Giorgi I, Deregibus

A, Castroflorio T. Alterações posturais em pacientes ortodônticos tratados com alinhadores transparentes: Um estudo rastertereográfico. Journal of Electromyography and Kinesiology. 2018 Feb 1; 38:448.

13. Zeng H, Wang C, Zhou JP, Wu Y, Dai HW. Efeito de diferentes attachments de controlo radicular no movimento mesial do molar superior com alinhador de plástico. Shanghai kou Qiang yi xue= Shanghai Journal of Stomatology. 2018 Abr 1;27(2):139-45.

14. Elkholy F, Mikhaiel B, Repky S, Schmidt F, Lapatki BG. Efeito de diferentes geometrias de fixação na carga mecânica exercida pelos alinhadores PET-G durante a desratização de caninos mandibulares: Um estudo in vitro. Journal of Orofacial OrthopedicsZFortschritte der Kieferorthopadie. 2019 Nov 1;80(6).

15. Mantovani E, Castroflorio E, Rossini G, Garino F, Cugliari G, Deregibus A, Castroflorio T. Análise por microscopia eletrónica de varrimento do encaixe do alinhador nos acessórios de ancoragem. Jornal de Ortopedia Orofacial. 2019;80(2):79-87.

16. Yokoi Y, Arai A, Kawamura J, Uozumi T, Usui Y, Okafuji N. Efeitos da fixação do alinhador de plástico no fecho do diastema da dentição maxilar através do método dos elementos finitos. Jornal de engenharia de saúde. 2019 Mar 3;2019.

17. Costa R, Calheiros FC, Ballester RY, Gonçalves F. Efeito de três diferentes desenhos de fixação nas forças extrusivas geradas por alinhadores termoplásticos no incisivo central superior. Dental Press Journal of Orthodontics. 2020 Aug 19; 25:46-53.

18. Eliades T, Papageorgiou SN, Ireland AJ. A utilização de attachments no tratamento com alinhadores: Analyzing the. Revista americana de ortodontia e ortopedia dentofacial: publicação oficial da Associação Americana de Ortodontistas, das suas sociedades constituintes e do American Board of Orthodontics. 2020.

19. Weckmann J, Scharf S, Graf I, Schwarze J, Keilig L, Bourauel C, Braumann B. Influência do protocolo de ligação de attachment na precisão do attachment em tratamentos com alinhadores. Jornal de Ortopedia OrofacialZFortschritte der Kieferorthopadie. 2020 Jan 1;81(1).

20. Ayidaga C, Kamiloglu B. Efeitos de formas variáveis de fixação de compósitos no controlo da distalização de molares superiores com alinhadores: um estudo de elementos finitos não lineares. Jornal de Engenharia de Saúde. 2021 agosto 20;2021.

21. Karras T, Singh M, Karkazis E, Liu D, Nimeri G, Ahuja B. Eficácia dos attachments Invisalign: um estudo retrospetivo. Jornal Americano de Ortodontia e Ortopedia Dentofacial. 2021 Ago 1;160(2):250-8.

22. Ho CT, Huang YT, Chao CW, Huang TH, Kao CT. Efeitos de diferentes materiais de alinhadores e attachments no comportamento ortodôntico. Jornal de ciências dentárias. 2021 Jul 1;16(3):1001-9.

23. Fan D, Liu H, Yuan CY, Wang SY, Wang PL. Eficácia da posição de fixação na intrusão molar com alinhadores transparentes: um estudo de elementos finitos. BMC Saúde Oral. 2022 Oct 27;22(1):474.

24. Nucera R, Dolci C, Bellocchio AM, Costa S, Barbera S, Rustico L, Farronato M, Militi A, Portelli M. Efeitos dos attachments de compósito na terapia ortodôntica com alinhadores transparentes: uma revisão sistemática. Materiais. 2022 Jan 11;15(2):533.

25. Valeri C, Aloisio A, Mummolo S, Quinzi V. Desempenho de modelos de transferência rígidos e moles utilizando compósitos viscosos e fluidos à base de resina no processo de ligação de alinhadores transparentes. Jornal Internacional de Medicina Dentária. 2022 Feb 12;2022.

26. Ahmad W, Jiang F, Xiong J, Xia Z. O efeito mecânico do desenho geométrico dos attachments na ortodontia invisível. American Journal of Orthodontics and Dentofacial Orthopedics (Jornal Americano de Ortodontia e Ortopedia Facial). 2023 Ago 1;164(2):183-93.

27. Alam MK, Kanwal B, Shqaidef A, Alswairki HJ, Alfawzan AA, Alabdullatif AI, Aalmunif AN, Aljrewey SH, Alothman TA, Shrivastava D, Srivastava KC. A systematic review and network meta-analysis on the impact of various aligner materials and attachments on orthodontic tooth movement. Journal of Functional Biomaterials. 2023 Abr 10;14(4):209.

28. Alhasyimi AA, Ayub A, Farmasyanti CA. Eficácia do desenho de fixação e espessura dos alinhadores transparentes durante a retração ortodôntica anterior: Análise de Elementos Finitos. Jornal Europeu de Medicina Dentária. 2023 Mar 24

29. Jedlinski M, Mazur M, Greco M, Belfus J, Grocholewicz K, Janiszewska-Olszowska J. attachments for the orthodontic aligner treatment-state of the art-a comprehensive systematic review. Jornal Internacional de Investigação Ambiental e Saúde Pública. 2023 Mar 2;20(5):4481

30. Papageorgiou SN, Ireland AJ. O uso de attachments no tratamento com alinhadores: Analisando a "inovação" da expansão do uso da colagem de

compósitos ao esmalte mediada por condicionamento ácido e suas conseqüências. Debonding and Fixed Retention in Orthodontics: Um Guia Clínico Baseado em Evidências. 2023 Sep 5:185-204.

CONCLUSÃO

Os attachments são transdutores de força que parecem melhorar a biomecânica dos alinhadores invisíveis. Essencialmente, os attachments são uma protrusão de material compósito polimerizado na superfície do dente, aplicados com o objetivo de melhorar a retenção do alinhador e obter movimentos ortodônticos anteriormente considerados críticos. São capazes de atingir estes objectivos através de uma melhoria do desajuste em pontos específicos, uma melhoria da área de contacto e uma melhor aplicação do sistema de forças.

Os attachments podem ter diferentes formas, concebidos para tarefas específicas e/ou movimentos dentários específicos. A literatura demonstrou que a combinação entre disposição, forma, tamanho e número de attachments pode influenciar grandemente a eficácia do tratamento ortodôntico. Neste contexto, uma melhor compreensão das forças e momentos gerados pelos diferentes attachments e o conhecimento dos princípios da biomecânica são essenciais para a seleção de attachments adequados e, em última análise, para melhorar a eficácia e eficiência do tratamento ortodôntico.

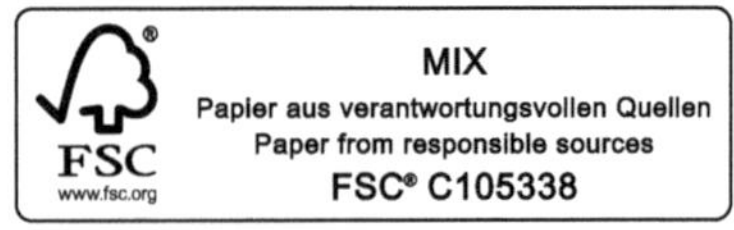

Printed by Books on Demand GmbH, Norderstedt / Germany